日本消化器病学会
専門医資格認定試験問題・
解答と解説

編集 日本消化器病学会

第6集

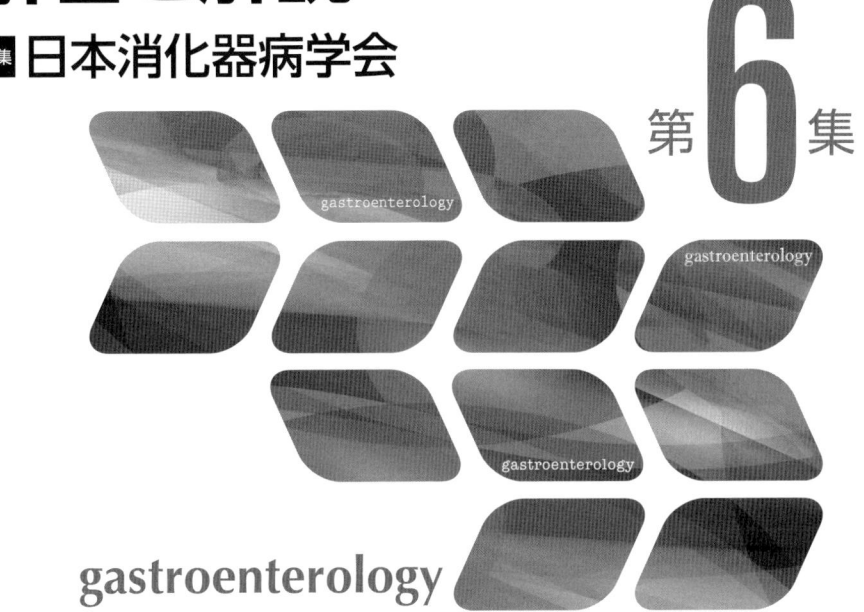

金原出版株式会社

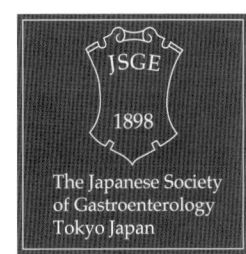

序

　このたび，『日本消化器病学会専門医資格認定試験問題・解答と解説　第 6 集』が刊行の運びとなりました．さかのぼること 15 年前の 1998 年に，八尾恒良元理事のご尽力で『日本消化器病学会認定医資格認定試験問題・解答と解説第 1 集』が発刊されて以来，認定医から専門医へと呼称が変わりましたが，版を重ねるごとに内容が充実されてまいりました．

　第 6 集では日本消化器病学会雑誌 2009 年（第 106 巻）から 2011 年（第 108 巻）までの毎号に掲載された試験問題とその解答・解説がまとめられてあります．従来通り，問題の選定は専門医試験問題選定委員会委員の先生方に，また解答と解説は編集委員会委員の先生方にご尽力をいただきました．この場をお借りして厚く御礼申し上げます．

　さて我々が診療に携わる消化器病は，上下部消化管疾患，肝疾患，胆膵疾患と多くの分野の疾患を包括しています．それぞれの領域のさまざまな疾患について，基本的な病態を理解すると共に，診断法や治療法の進歩，新たな疾患概念などの最新情報を収集して臨床に活用することは，消化器病医に課された責務であります．とりわけ専門医ともなれば，迅速で的確な診断を行い最適な治療を患者さんに施すことが要求されます．

　それぞれの分野のエキスパートによる解説には，専門医にとって必要なエッセンスが凝縮されており，本書は専門医資格認定試験の参考書としてのみならず，今後，専門医として活躍するうえでバイブル的な役割も果たすものと考えます．また，消化器病をご専門になさっているベテランの先生方にとっても，知識の整理と最新の情報の収集に大いに役立つものと確信しております．

　本書が消化器病の基本的な知識と診療の最先端の情報を先生方に提供することで，本邦の消化器病診療のレベルアップと均てん化に結び付くことを期待しております．

2013 年 2 月

日本消化器病学会機関誌編集委員会
担当理事　　　　渡　辺　　　守
日消誌編集委員長　佐々木　　　裕

目次

日本消化器病学会専門医研修カリキュラム   7

A．食道   問題 1〜問題 4   21

B．胃   問題 5〜問題22   27

C．腸   問題23〜問題39   55

D．肝   問題40〜問題53   77

E．胆   問題54〜問題62   95

F．膵   問題63〜問題68   107

＜参考＞

日本消化器病学会専門医研修カリキュラム

　このカリキュラムガイドラインは研修内容の1つの基準であり、指導医はそれぞれの項目の達成レベルを参考にする。

　達成レベルを次の通りとする。

	知識	手技・治療	判断	症例経験
到達レベル：3	高度な相談に応じることができる	独力で実施できる	総合的臨床判断に反映できる	多数例(10例前後以上)の診療経験がある
到達レベル：2	個々の事例について、的確な内容を具体的に説明できる	基本は実施できるが、時に指導介助を要する	臨床的意義あるいは適応禁忌を判断できる	1から数例の診療経験がある
到達レベル：1	概念と意義を説明できる	手技・治療の概要を説明できる	異常あるいは適応を指摘できる	見学などによる間接的経験がある
到達レベル：0	適用外	適用外	適用外	適用外

		達成レベル				自己評価				指導医確認
		知識	手技・治療	判断	症例経験	知識	手技・治療	判断	症例経験	(サイン又は押印)
I. 一般的事項											
A. 基本的検査，処置											
1. 検査											
	a. 胸部単純X線	3	2	3	3					
	b. 腹部単純X線	3	2	3	3					
	c. 直腸指診	3	3	2	3					
2. 救急処置一般		2	2	2	3					
3. 輸血，水・電解質管理，栄養管理											
	a. 輸血	3	3	3	3					
	b. 輸液	3	3	3	3					
	c. 高カロリー輸液	3	3	3	3					
	d. 経管栄養	3	3	3	2					
B. 一般的処置											
1. 胃洗浄（胃チューブ，イレウス管挿入）		3	3	3	2					
2. 浣腸，高圧浣腸		2	3	2	2					
3. 腹腔穿刺と排液		3	3	3	3					
C. 薬物療法　注）検討中、現在、未定											
II. 診断・治療法、手技											
A. 血液，尿，糞便											
1. 肝機能検査											
	a. 血清酵素											
	1) AST（GOT），ALT（GPT）	3	1	3	3					
	2) LDH	3	1	3	3					
	3) ALP, LAP, γ-GTP	3	1	3	3					
	4) ChE	3	1	3	3					
	5) LDHアイソザイム	2	1	2	2					
	6) ALPアイソザイム	2	1	3	2					
	b. 血清ビリルビン	3	1	3	3					

		達成レベル				自己評価				指導医確認
		知識	手技・治療	判断	症例経験	知識	手技・治療	判断	症例経験	(サイン又は押印)
	c. 血清蛋白分画	3	1	3	3					
	d. 免疫グロブリン	2	1	3	3					
	e. 血清膠質反応	2	1	3	3					
	f. 血清コレステロール，コレステロールエステル	3	1	3	3					
	g. 血中アンモニア，血漿遊離アミノ酸，BCAA/AAA 比	2	1	3	2					
	h. 血清胆汁酸	2	0	2	2					
	i. プロトロンビン時間，ヘパプラスチンテスト	3	1	3	3					
	j. セルロプラスミン	2	0	2	1					
	k. α1-アンチトリプシン	2	0	2	1					
	l. ICG 試験	3	3	3	2					
	m. 尿ビリルビン，ウロビリノーゲン	3	1	3	3					
2. 肝炎ウイルスマーカー										
	a. HA 抗体，IgM HAV 抗体	3	1	3	2					
	b. HBs 抗原・抗体，HBe 抗原・抗体，HBc 抗体，IgM HBc 抗体，HBV DNA	3	1	3	2					
	c. HCV 抗体，HCV RNA，HCV タイピング	2	1	3	2					
	d. HDV 抗体	1	0	2	1					
	e. HEV 抗体	1	0	2	1					
3. 膵酵素，インヒビター										
	a. 血清，尿アミラーゼ	3	1	3	3					
	b. 血清アミラーゼアイソザイム	2	1	3	2					
	c. 血清エラスターゼ-1	3	1	3	3					
	d. 血清リパーゼ，トリプシン，PLA2 など	2	1	3	2					
	e. PSTI	2	0	2	1					
	f. アミラーゼ，クレアチニンクリアランス比	2	1	2	2					
4. 免疫学的検査										
	a. 抗ミトコンドリア抗体，抗PDH抗体	3	0	2	2					
	b. リンパ球刺激試験	2	0	2	1					
	c. LE細胞，LEテスト，抗核抗体など	2	0	2	2					

			達成レベル				自己評価			指導医確認
			知識	手技・治療	判断	症例経験	知識	手技・治療	判断	症例経験	(サイン又は押印)
		d. 抗平滑筋抗体，ＬＫＭ抗体	2	0	2	1					
		e. 血清補体価	2	0	2	1					
		f. T・B-cell	2	0	2	1					
	5. 腫瘍マーカー，腫瘍関連マーカー										
		a. AFP	3	1	3	3					
		b. PIVKA-II	3	1	3	3					
		c. CEA	3	1	3	3					
		d. CA19-9, CA50	3	1	3	3					
		e. TPA	2	0	2	2					
		f. フェリチン	2	1	2	2					
		g. DU-PAN-2	2	0	2	2					
		h. SLX	2	0	2	2					
		i. SPAN-I	2	0	2	2					
		j. SCC	2	0	2	2					
	6. 線維化関連マーカー										
		a. PIIIP	1	0	1	1					
		b. IV型コラーゲン	1	0	1	1					
		c. ヒアルロン酸	1	0	1	1					
	7. 糞便検査										
		a. 細菌培養	2	1	3	2					
		b. 寄生虫卵	2	1	3	2					
		c. 便潜血反応（免疫学的，化学的）	3	2	3	3					
	8. 細菌学的検査										
		Helicobacter pylori 検出	3	1	3	2					
B. 消化管											
	1. X線検査										
		a. 食道	3	2	3	3					
		b. 胃，十二指腸	3	2	3	3					

		達成レベル				自己評価				指導医確認 (サイン又は押印)
		知識	手技・治療	判断	症例経験	知識	手技・治療	判断	症例経験	
	c. 低緊張性十二指腸造影	2	2	2	2					
	d. 小腸	2	2	2	2					
	e. 大腸	3	2	3	3					
2. 内視鏡検査（生検，色素法，超音波内視鏡 (EUS) を含む）										
	a. 食道	3	2	3	3					
	b. 胃	3	2	3	3					
	c. 十二指腸	3	2	3	3					
	d. 小腸	2	1	2	1					
	e. カプセル内視鏡検査	1	1	1	1					
	f. 大腸	3	2	3	3					
3. 胃液検査		2	1	2	1					
4. 消化吸収試験										
	a. 糞便脂肪染色	2	1	2	1					
	b. 糞便脂肪定量	1	1	2	1					
	c. D-キシロース試験	2	1	2	1					
	d. ビタミンB12吸収試験	2	1	2	1					
5. 蛋白漏出試験（α1-アンチトリプシン試験）		2	1	2	1					
6. pHモニタリング検査		2	1	2	1					
7. 食道内圧検査		1	1	2	1					
8. 肛門機能検査		1	0	1	1					
C. 肝，胆，膵，腹腔										
1. X線検査										
	a. 胆道造影									
	1) 経口法	2	1	2	0					
	2) 経静脈法	2	2	2	2					
	3) 直接胆道穿刺法	2	1	2	1					
	4) 術中胆道造影	1	1	2	1					
	b. 内視鏡的逆行性胆管膵管造影 (ERCP)	2	1	2	2					

			達成レベル				自己評価				指導医確認 (サイン又は押印)
			知識	手技・治療	判断	症例経験	知識	手技・治療	判断	症例経験	
		c. 血管造影									
		1）腹腔動脈	2	1	2	1					
		2）上腸間膜動脈	2	1	2	1					
2. 画像診断											
	a. 超音波検査										
		1）診断	2	2	2	3					
		2）超音波誘導下穿刺および生検	2	1	2	2					
		3）術中診断	1	1	2	1					
	b. CT		2	1	2	3					
	c. 磁気共鳴画像 (MRI, MRCP)		2	1	2	3					
	d. 肝胆道 RI 検査		2	1	2	1					
3. 内視鏡検査（細胞診，生検，超音波内視鏡（EUS），管腔内超音波検査（IDUS）を含む）											
	a. 胆道鏡および膵管鏡検査		1	1	2	1					
	b. 腹腔鏡検査		1	1	2	1					
4. 肝生検			2	1	2	1					
5. 十二指腸液検査 (Meltzer-Lyon 法)			1	1	2	1					
6. 膵外分泌機能検査											
	BT-PABA (PFD) 試験		2	1	2	1					
7. 血糖検査 （ブドウ糖負荷試験）			2	2	2	3					
8. 腹水の一般検査および細胞診			3	1	3	2					
D. 治療											
1. 消化管											
	a. 食道バルーンタンポナーゼによる止血		2	1	2	1					
	b. 内視鏡的食道拡張術		2	1	2	1					
	c. 食道静脈瘤硬化療法 （EIS）		2	1	2	1					
	d. 食道静脈瘤結紮術 （EVL）		2	1	2	1					
	e. 内視鏡的粘膜切除術 (EMR)/ 粘膜下層剥離術 （ESD）		2	1	2	1					
	f. 内視鏡的止血処置		2	2	2	1					

			達成レベル				自己評価			指導医確認
			知識	手技・治療	判断	症例経験	知識	手技・治療	判断	症例経験	(サイン又は押印)
	g.	内視鏡的ポリープ摘除術	2	1	2	2					
	h.	*HP* 除菌療法	2	2	2	2					
	i.	顆粒球／リンパ球吸着療法（潰瘍性大腸炎）	2	1	2	1					
2. 肝, 胆, 膵											
	a.	インターフェロン療法	2	1	2	1					
	b.	経皮的ドレナージ（胆道・膿瘍・嚢胞）	2	1	2	1					
	c.	肝動脈塞栓療法（TAE）	2	1	2	1					
	d.	動注化学療法	2	1	2	1					
	e.	腫瘍内局所注入療法（PEI など）	2	1	2	1					
	f.	内視鏡的治療手技およびドレナージ（EST, ENBD, ステントなど）	2	1	2	1					
	g.	血漿交換および血液浄化療法	2	1	2	1					
	h.	経頸静脈的肝内門脈大循環短絡術（TIPS）	1	1	1	1					
	i.	バルーン下逆行性経静脈的塞栓術（B-RTO）	1	1	1	1					
	j.	温熱療法	1	1	1	1					
	k.	体外衝撃波結石破砕（ESWL）	2	1	1	1					
	l.	マイクロウェーブ凝固療法／ラジオ波療法	1	1	1	1					
3. その他, 消化器一般											
	a.	癌の化学療法	2	2	2	2					
	b.	放射線療法	2	1	2	2					

III. 疾患

A. 消化管

1. 食道疾患

			知識	手技・治療	判断	症例経験					
	a.	食道炎	2	2	3	2					
	b.	GERD	3	2	3	2					
	c.	食道潰瘍	2	2	2	1					
	d.	Barrett 食道・潰瘍	2	0	2	2					
	e.	アカラシア	2	1	2	1					
	f.	食道癌	3	1	3	2					

		達成レベル				自己評価				指導医確認 (サイン又は押印)
		知識	手技・治療	判断	症例経験	知識	手技・治療	判断	症例経験	
	g. 食道肉腫	2	0	2	1					
	h. 食道良性腫瘍	2	1	2	2					
	i. 食道裂孔ヘルニア	3	1	3	2					
	j. 食道憩室	2	1	3	2					
	k. 食道・胃静脈瘤	3	1	3	2					
	l. 食道異物	2	1	2	1					
	m. 食道穿孔（特発性食道破裂を含む）	2	1	2	1					
2. 胃・十二指腸疾患										
	a. 急性胃炎	3	3	3	3					
	b. 慢性胃炎	3	1	3	3					
	c. 胃・十二指腸潰瘍（穿孔を含む）	3	1	3	2					
	d. 吻合部潰瘍	2	1	2	2					
	e. 胃癌	3	1	3	3					
	f. 胃癌以外の悪性腫瘍	2	1	2	2					
	g. 胃良性腫瘍	3	1	3	2					
	h. 十二指腸腫瘍	2	1	2	2					
	i. 胃軸捻転症	2	0	2	1					
	j. 胃憩室	2	0	2	1					
	k. 十二指腸憩室	2	0	2	2					
	l. 蛋白漏出性胃腸症	2	1	2	1					
	m. 胃切除後症候群	2	0	2	1					
	n. Mallory-Weiss 症候群	3	1	2	2					
	o. 急性胃拡張	2	0	2	1					
	p. Functional dyspepsia	2	1	2	1					
	q. 消化管 angiectasia	2	1	2	1					
3. 腸疾患										
	a. 腸炎（腸管感染症，細菌性食中毒を含む）	3	2	3	3					
	b. 虫垂炎	3	1	3	2					

			達成レベル				自己評価			指導医確認
			知識	手技・治療	判断	症例経験	知識	手技・治療	判断	症例経験	(サイン又は押印)
		c. Crohn 病	2	2	2	2					
		d. 潰瘍性大腸炎	2	2	2	2					
		e. 腸結核	2	2	2	1					
		f. 薬物起因性腸炎	2	2	2	2					
		g. 非特異性腸潰瘍	2	1	2	1					
		h. アフタ性大腸炎	2	0	2	1					
		i. 大腸ポリープ	3	1	3	2					
		j. 大腸癌	3	1	3	3					
		k. 小腸腫瘍	2	0	2	1					
		l. 上腸間膜動脈症候群	2	1	2	1					
		m. イレウス / 穿孔	3	2	3	2					
		n. 過敏性腸症候群	3	2	3	2					
		o. 吸収不良症候群	2	1	2	1					
		p. 虚血性腸炎	2	2	2	2					
		q. 盲係蹄症候群	2	1	2	1					
		r. 憩室症・憩室炎	2	1	2	2					
		s. 巨大結腸症	2	0	2	1					
		t. 消化管カルチノイド	2	1	2	1					
		u. 消化管ポリポーシス	3	1	2	1					
		v. 遺伝性非ポリポーシス性大腸癌	2	0	2	1					
4. 肛門疾患											
		a. 痔核, 痔瘻, 裂肛	2	1	2	2					
		b. 肛門癌	2	0	2	1					
		c. 直腸脱	2	0	2	1					
B. 肝, 胆道											
1. 肝疾患											
		a. 急性肝炎	3	2	3	2					
		b. 劇症肝炎	2	1	2	1					

		達成レベル				自己評価				指導医確認 (サイン又は押印)
		知識	手技・治療	判断	症例経験	知識	手技・治療	判断	症例経験	
	c. 慢性肝炎	3	2	2	2					
	d. 自己免疫性肝炎	2	2	2	1					
	e. 原発性胆汁性肝硬変	2	2	2	1					
	f. 肝硬変	3	2	3	2					
	g. 薬物性肝障害	3	2	3	2					
	h. アルコール性肝障害	3	2	2	2					
	i. 肝内胆汁うっ滞	2	2	2	1					
	j. 体質性黄疸	3	1	2	1					
	k. NASH/脂肪肝	2	2	2	2					
	l. 代謝性肝障害	2	2	2	1					
	m. 伝染性単核症, サイトメガロウイルス感染症	3	2	2	1					
	n. Weil病	2	1	1	0					
	o. 肝寄生虫症	2	2	2	0					
	p. 肝膿瘍	2	2	2	2					
	q. 肝嚢胞	2	1	2	2					
	r. 肝細胞癌	3	1	3	2					
	s. 肝細胞癌以外の肝悪性腫瘍	3	1	2	2					
	t. 肝良性腫瘍	2	1	2	1					
	u. 特発性門脈圧亢進症	2	1	2	1					
	v. 肝外門脈閉塞症	2	1	2	1					
	w. Budd-Chiari症候群	2	1	2	1					
2. 胆道疾患										
	a. 胆石症（胆嚢・総胆管・肝内胆石症を含む）	3	1	3	3					
	b. 胆嚢炎・胆管炎	3	1	3	2					
	c. 胆嚢腺筋腫症	2	1	2	2					
	d. 胆嚢ポリープ	3	1	2	2					
	e. 胆道腫瘍（十二指腸乳頭部腫瘍を含む）	2	1	2	2					
	f. 膵・胆管合流異常	2	1	2	1					

		達成レベル				自己評価				指導医確認 (サイン又は押印)
		知識	手技・治療	判断	症例経験	知識	手技・治療	判断	症例経験	
	g. 先天性胆道拡張症	2	1	2	1					
	h. 原発性硬化性胆管炎	2	1	2	1					
C. 膵疾患										
	a. 急性膵炎	3	2	3	2					
	b. 慢性膵炎(膵石症)	3	2	3	2					
	c. 自己免疫性膵炎	2	2	2	1					
	d. 膵癌	2	1	3	2					
	e. 膵嚢胞(嚢胞腺腫・腺癌を含む)	2	1	2	1					
	f. 膵管内乳頭粘液性腫瘍(IPMN)	2	1	2	1					
	g. 膵内分泌腫瘍	2	1	3	1					
	h. 膵の非上皮性腫瘍	2	1	2	1					
	i. 膵発生異常	2	1	2	1					
D. 腹腔・腹壁疾患										
	a. 急性腹膜炎	3	1	3	2					
	b. 横隔膜下膿瘍	2	1	2	1					
	c. 癌性腹膜炎	3	1	3	2					
	d. その他の腹膜炎・膿瘍	2	1	2	1					
	e. 腸間膜・後腹膜腫瘍	2	1	2	1					
	f. ヘルニア	2	1	2	2					
IV. 手術(腹腔鏡下手術も含む)										
A. 消化管										
1. 食道										
	a. 腫瘍摘出術	2	1	2	1					
	b. 憩室切除術	1	1	1	0					
	c. アカラシアに対する手術	1	1	1	0					
	d. 狭窄に対する手術	1	1	1	0					
	e. 裂孔ヘルニア根治手術	1	1	1	0					
	f. 頸部食道切除再建	1	1	1	0					

		達成レベル				自己評価				指導医確認 (サイン又は押印)
		知識	手技・治療	判断	症例経験	知識	手技・治療	判断	症例経験	
	g. 胸部食道切除再建	1	1	1	1					
	h. 下部食道噴門切除再建	1	1	1	1					
	i. 穿孔に対する手術	1	1	2	0					
2. 胃，十二指腸										
	a. 迷切術	1	1	1	0					
	b. 幽門形成術	1	1	1	0					
	c. 幽門側胃切除術	1	1	1	1					
	d. 噴門側胃切除術	1	1	1	0					
	e. 胃全摘術	1	1	1	1					
	f. 胃腸吻合術	1	1	1	1					
	g. 胃瘻造設術	2	1	1	1					
	h. （局所）胃部分切除術	1	1	1	0					
3. 小腸，大腸										
	a. 癒着剥離術	1	1	1	1					
	b. 人工肛門，腸瘻造設術	2	1	1	1					
	c. 腸吻合術	1	1	1	1					
	d. 小腸切除術	1	1	1	0					
	e. 結腸切除術	2	1	1	1					
	f. 大腸全摘術	2	1	1	1					
	g. 直腸切除術	1	1	1	0					
	h. 直腸切断術	1	1	1	0					
4. 肛門管とその周囲皮膚										
	a. 痔核，痔瘻，裂肛手術	1	1	1	1					
	b. 肛門癌手術	1	1	1	1					
	c. 直腸脱の手術	1	1	1	0					
	d. 直腸・肛門奇型の手術	1	1	1	0					
B. 肝，胆，膵，脾										
	a. 肝部分切除術	1	1	1	1					

		達成レベル				自己評価				指導医確認 (サイン又は押印)
		知識	手技・治療	判断	症例経験	知識	手技・治療	判断	症例経験	
b.	肝区域切除術	1	1	1	1					
c.	肝葉切除術	1	1	1	1					
d.	肝門部切除術	1	0	1	0					
e.	肝縫合術	1	1	1	0					
f.	胆囊摘出術	2	1	1	1					
g.	胆管切開術	1	1	1	1					
h.	十二指腸乳頭括約筋形成術	1	1	1	0					
i.	胆道消化管吻合術	1	1	1	1					
j.	膵管空腸吻合術	1	1	1	1					
k.	膵囊胞手術	1	1	1	0					
l.	膵頭十二指腸切除術	2	1	1	1					
m.	幽門輪温存膵頭十二指腸切除術	1	1	1	0					
n.	膵体尾部切除術	1	1	1	1					
o.	膵全摘術	1	1	1	0					
p.	膵部分切除(核出術を含む)	1	1	1	0					
q.	食道・胃静脈瘤に対する手術	1	1	1	0					
r.	肝移植	1	0	1	0					

2007年10月現在

A. 食道

問題1（2007年出題）

39歳の男性．食事のつまり感と吐逆を主訴に来院した．食道造影所見を示す．治療として**誤っている**のはどれか．

a．Ca拮抗薬投与
b．バルーン拡張術
c．Heller-Dor法
d．Hill法
e．内視鏡下botulinum toxin局注

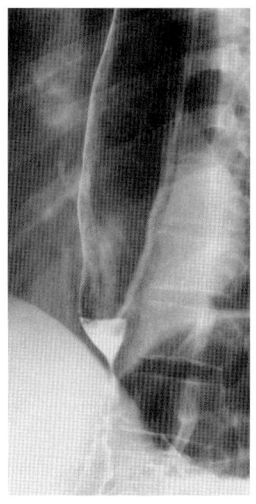

図

問題2（2007年出題）

食道の超音波内視鏡写真での腫瘍の局在はどれか．

a．粘膜上皮にある．
b．粘膜固有層から粘膜下層にある．
c．粘膜下層から筋層にかけてある．
d．固有筋層にある．
e．全層にある．

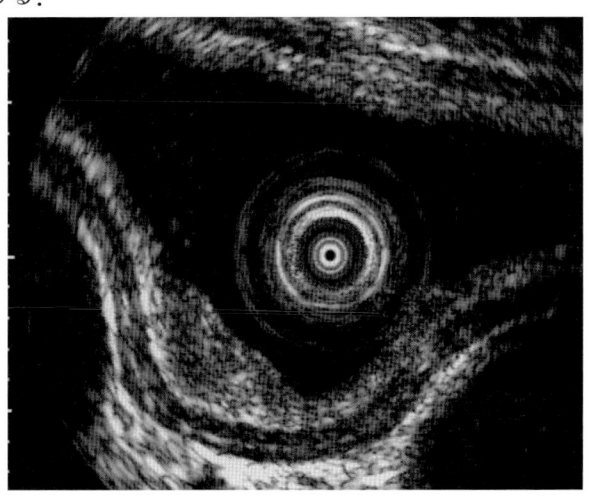

図

解　説

問題 1　　食道造影写真では，食道下端のスムーズな V 字状の狭小化および食道の拡張が観察され，食道アカラシアと考えられる．典型像では食道内に残渣や液体貯留が観察される．

a．（○）Ca 拮抗薬は LES 圧を低下させる作用があり，食前 20〜30 分の舌下投与は有効であることがある．経口投与では Ca 拮抗薬が食道内に停滞してしまうため食事時間帯の LES 圧低下作用は一定しない．現在 Ca 拮抗薬（nifedipine）の舌下投与は急激な血圧低下を起こす可能性があり禁忌となっている．
b．（○）バルーン拡張術は有効であることが多く，若年者（30 歳未満）以外では，アカラシア治療の第一選択治療として行われる場合が多い．全体での有効率は 70〜80％ である．著効例では外科的手術と同様な効果を有する．しかし無効である場合には，頻回な拡張術は外科的治療の妨げになり行われるべきではない．
c．（○）Heller-Dor 法はアカラシアに対する Heller 筋層切開術に加え Dor 噴門形成術を加えた手術方法であり，良好な成績（80〜100％）が得られる．
d．（×）Hill 法は噴門部を正中弓状靱帯に縫合する逆流防止術の一つであり，アカラシアに対する治療法ではない．
e．（○）botulinum toxin の LES 部位への局注療法（硬化療法針を使用し LES の 4 か所に局注）もアカラシアに対して有効である．botulinum toxin は，神経末端からのアセチルコリンの分泌を抑制することにより LES を弛緩させる効果を有するが，有効期間がバルーン拡張術に比べ短期間であり，高齢者や拡張療法禁忌症例において第一選択となる治療法と考えられる．本邦での保険適用はない．

　　解答　　d

問題 2　　超音波内視鏡所見を問う設問である．現在の 20 MHz 程度の細径プローベを用いると食道壁は 9 層に分離される．基本的には粘膜は 4 層に，第 1, 2 層（m1, m2）は粘膜上皮，3 層（m3）は粘膜固有層，4 層は粘膜筋板，5 層（sm）の高エコー層は粘膜下層である．また固有筋層は 3 層に分けられ，6 層は輪状筋，7 層は境界エコーを含む結合織，8 層は縦走筋，9 層は外膜に相当する．

　本症例での腫瘍の主座は粘膜固有層から粘膜下層に認め，粘膜下層の壁構造は保たれている．よって正しいのは b である．

　　解答　　b

問題 3（2008 年出題）

食道運動機能異常を伴う疾患で**ない**のはどれか．

a．アカラシア
b．nutcracker esophagus
c．食道びまん痙攣症
d．全身性進行性硬化症
e．Sjögren 症候群

問題 4（2008 年出題）

70 歳の女性．約 10 年前から嚥下時に食物のつかえる感じがみられたが，最近症状が悪化してきたので来院した．食道造影写真を示す．
正しいのはどれか．

a．食道内酸逆流
b．食道蠕動運動の異常亢進
c．下部食道括約筋圧の低下
d．門脈圧亢進症
e．多発性食道腫瘍

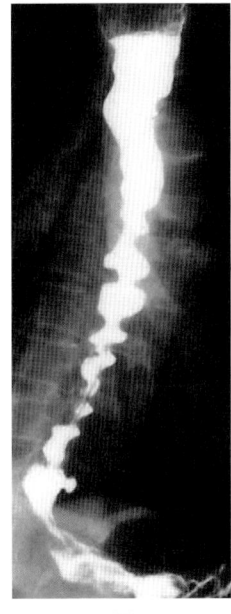

図

解説

問題 3　一次性食道運動障害の原因としては，アカラシア（食道体部の蠕動波の消失，LES[*1]弛緩不全），nutcracker esophagus（正常な蠕動波であるが，遠位の蠕動波高の平均が 180 mmHg 以上），びまん性食道痙攣（正常蠕動波もみられるが，10 回の水嚥下中 2 回以上の同期性収縮），hypertensive LES（蠕動波，LES 弛緩は正常であるが LES 圧が 45 mmHg 以上），non-specific esophageal motility disorder（NEMD；正常ではないが上記診断基準に合致しない）がある．

　二次性の食道運動障害の原因には膠原病，糖尿病，シャーガス病，アミロイドーシス，癌の LES 浸潤に伴う二次性アカラシア等がある．全身性進行性硬化症[*2]の消化管病変のうち最も頻度が高いのが食道であり，病理組織所見において粘膜下平滑筋の萎縮と置換性の線維症がみられ，その結果，食道蠕動波の波高低下または蠕動波が消失する．

　Sjögren 症候群は涙腺，唾液腺をはじめとする外分泌腺を標的とした臓器特異的な自己免疫性疾患と考えられている．Sjögren 症候群は，膠原病を合併しない一次性 Sjögren 症候群と，なんらかの膠原病を合併している二次性 Sjögren 症候群に分類される．一般的には，二次性 Sjögren 症候群の患者の食道運動障害は，合併する膠原病によるものと解釈されており，一次性 Sjögren 症候群では食道運動障害は認めない．

　*1　LES：lower esophageal sphincter
　*2　近年は全身性進行性硬化症という用語は使用されず，systemic scleroderma または systemic sclerosis として使用されている．

解答　e

問題 4　食道造影所見では中部から下部食道にかけての渦巻き（らせん）状の所見が観察される．この所見は一次性食道運動障害の nutcracker esophagus（NE）において観察されることがあるが，NE の全例において観察されるものではない．また，びまん性食道痙攣（正常な一次蠕動波も観察されるが，10 回の水嚥下において 2 回以上は同期性収縮波）においても同様な所見が観察されることがある．食道造影検査においてこのような所見が認められた場合には，食道運動異常症を強く疑い食道内圧検査を行うことが重要である．NE の定義は，一次蠕動波の蠕動性に問題はないが，遠位食道における平均収縮波高が 180 mmHg 以上とされている．LES 静止圧は正常または高値であり，LES 弛緩は正常である．NE，びまん性食道痙攣の症状はつかえ感，胸痛である．

　以上より，正解は b の"食道蠕動運動の異常亢進"である．

解答　b

B. 胃

問題 5 (2006 年出題)

プロトンポンプ阻害薬について正しいのはどれか．

a．H^+-K^+-ATPase に対して競合拮抗する．
b．高ガストリン血症をきたすことがある．
c．Zolliger-Ellison 症候群には無力である．
d．抵抗性潰瘍はみられない．
e．*Helicobacter pylori* に対して強い抗菌作用を有する．

解　説

問題5　プロトンポンプ阻害剤（PPI）は，H^+-K^+-ATPase に共有結合して不可逆的にポンプ作用を抑制する共有結合型阻害薬と，K^+ と競合することによりプロトンポンプに結合し，可逆的にポンプ作用を抑制する競合型阻害薬に分類されるが，現在臨床で用いられている PPI は前者である．

ヒトにおいても PPI 投与で血清ガストリン値が上昇することは知られている．強力な酸分泌抑制作用により，Zollinger-Ellison 症候群の潰瘍に対しても有効であるが，治療開始時は常用量の倍量の投与が必要な例もみられる．一方，PPI 使用が Zollinger-Ellison 症候群の診断を難しくしている一面もある．

PPI 抵抗性潰瘍は頻度が少ないものの存在する．その病態は①十分な酸分泌抑制が得られているにも関わらず抵抗性を示す例，②PPI 投与によっても十分に酸分泌が抑制されていない例，が考えられる．①は繰り返す潰瘍により高度な線維化を伴う例などがあげられる．②は潰瘍による胃の変形が高度で薬剤の胃からの排出が遅延するため薬剤の吸収が不十分となる例や，PPI の代謝酵素（CYP2C19）の活性が高い例（homogenous extensive metabolizer）では，抵抗性を示す例が存在する．

PPI は *H. pylori* に対する抗菌作用を持つが，その作用は単独で除菌が可能であるほど強力ではなく，除菌療法では胃内酸度を低下させることにより併用する抗生剤の効果を増強する役割が大きい．

したがって正解は b である．

解答　b

問題 6 （2006 年出題）

正しいのはどれか．

(1) プロトンポンプ阻害薬は壁細胞の細胞内分泌細管中で活性化される．
(2) プロトンポンプ阻害薬は NSAIDs 潰瘍に対して予防的効果がある．
(3) プロトンポンプ阻害薬は投与開始日から最大限の効果を示す．
(4) ヒスタミン H_2 受容体拮抗薬は夜間よりも日中の作用が強い．
(5) ヒスタミン H_2 受容体拮抗薬は服用中に耐性が認められる．

〈解答群〉　a．(1) (2) (3)
　　　　　 b．(1) (2) (5)
　　　　　 c．(1) (4) (5)
　　　　　 d．(2) (3) (4)
　　　　　 e．(3) (4) (5)

解　説

問題6

(1) （○）プロトンポンプ阻害薬は腸から吸収された後，血流によって胃の壁細胞へ運ばれ壁細胞に存在する細胞内分泌細管に侵入する．ここで高濃度の H^+ イオンの存在下に活性型に変換され，プロトンポンプへ結合可能となりその活性を阻害する．

(2) （○）NSAIDs による胃粘膜傷害は酸依存性であることが明らかとなっている．このためプロトンポンプ阻害薬を用いて強力に胃酸分泌を抑制すれば NSAIDs 潰瘍の予防が高率に可能である．そこで NSAIDs 潰瘍の予防にはプロトンポンプ阻害薬が用いられることが多い．

(3) （×）プロトンポンプ阻害薬は，投与一日目からプロトンポンプを全て抑制できるわけではなく，投与回数を増すごとに抑制されるプロトンポンプが増加する．このため本薬は，投与を開始して数日後になってはじめて最大効果を示すようになる．

(4) （×）ヒスタミン H_2 受容体拮抗薬は，ヒスタミンが胃酸分泌刺激の主要因である夜間の胃酸分泌を強力に抑制する．一方，アセチルコリン，ガストリン，ヒスタミンの相互作用によって強力な胃酸分泌刺激となる日中の食後の胃酸分泌を十分に抑制することはできない．

(5) （○）ヒスタミン H_2 受容体拮抗薬は，連用することによって耐性がみとめられるようになる．経口投与では2週間，静脈内投与では3日程度で耐性の出現のために胃酸分泌抑制力が低下する．

解答　b

問題 7 （2006 年出題）

77歳の男性．高血圧症，狭心症，糖尿病のため循環器内科に通院中，軽度の貧血を認めたため上部消化管内視鏡検査を施行した．通常内視鏡像（上段左），水浸での内視鏡像（上段右）および超音波内視鏡像（下段）を図に示す．

もっとも適切な治療法はどれか．

a．*Helicobacter pylori* 除菌治療
b．EMR
c．外科的手術
d．抗癌化学療法
e．選択的チロシンキナーゼ阻害薬の投与

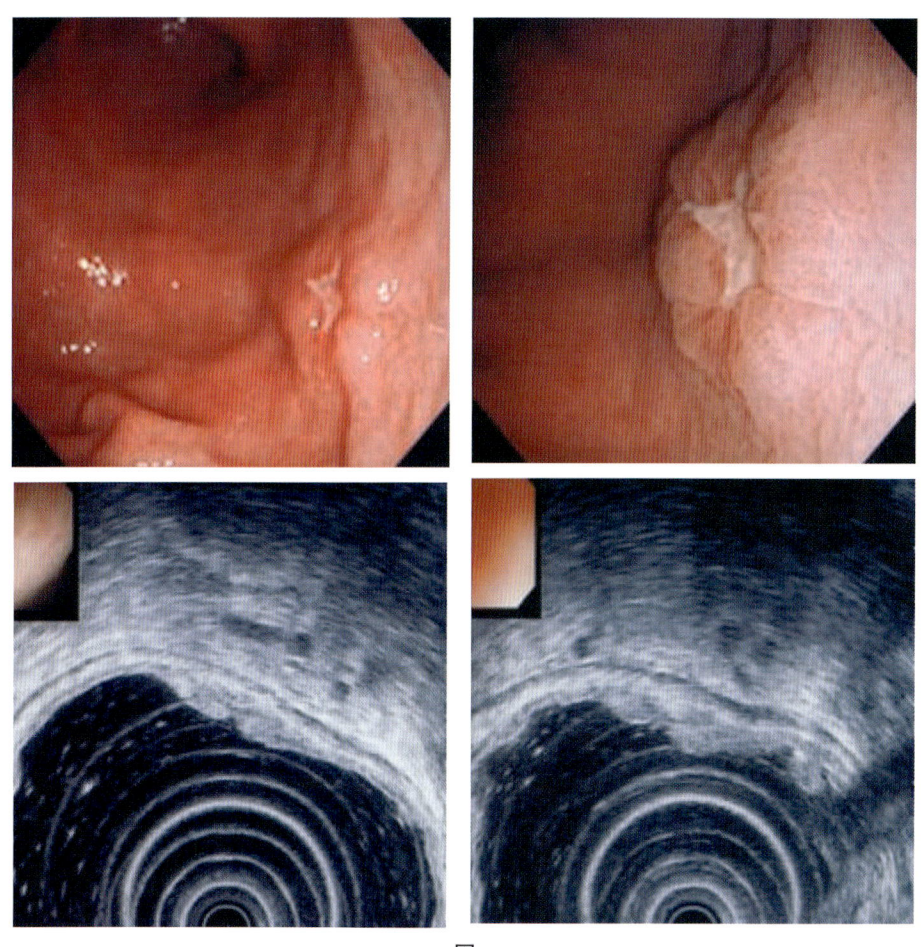

図

解　説

問題 7

【通常内視鏡所見】
　胃体下部大彎後壁にひだの集中を伴う潰瘍病変を認め，潰瘍底は白苔で覆われている．潰瘍辺縁は不正で，辺縁隆起を認め，ひだの先端は棍棒状に腫大し一部癒合傾向を認め，癌の粘膜下浸潤が疑われる．健常粘膜の萎縮性変化については評価できないが，病変は幽門線領域に存在するものと思われる．

【水浸内視鏡所見】
　潰瘍辺縁の不正像，厚みのある辺縁隆起を認める．潰瘍辺縁の性状から上皮性病変と考え，リンパ腫などの非上皮性病変は否定的である．潰瘍周囲の隆起部表面は周囲の健常部粘膜と同様な表面構造が読み取れる．潰瘍辺縁は発赤調を呈している．潰瘍面は顆粒状・結節状などの隆起性変化に乏しい．

【超音波内視鏡像】
　第1～3層に低エコーレベルの腫瘤を認める．第3層の断裂像が明らかであり，腫瘍の粘膜下層浸潤を認める．第4層は肥厚などの変化を認めず，層構造が保たれており，固有筋層への腫瘍浸潤を示唆する所見を認めない．腫瘍の第1, 2層の欠如する潰瘍面以外では，周囲健常部からの第1, 2層のエコー像が連続的に描出されている部分もあり，健常粘膜に覆われた腫瘍の粘膜下浸潤を認める．

　以上の所見より，SM浸潤胃癌と診断される．内視鏡所見で認められた辺縁隆起はがんの粘膜下浸潤によるものと考えられる．
　以上の所見から0-ⅡC，SM2～3と診断され，胃切除術の適応である．

解答　C

問題8 (2006年出題・一部改変)

非ステロイド性抗炎症薬（NSAIDs）について**誤っている**のはどれか．

a．NSAIDs潰瘍はプロスタグランディンの生成増加によっておこる．
b．アスピリンは低用量でも常用すると出血のリスクが上がる．
c．*Helicobacter pylori* と NSAIDs は相加的に上部消化管出血リスクを上昇させる．
d．NSAIDsによる潰瘍予防には酸分泌抑制が重要である．
e．*Helicobacter pylori* 除菌治療によるNSAIDs潰瘍の予防効果には限界がある．

解説

問題 8

NSAIDs 潰瘍に関する問題である．NSAIDs（非ステロイド消炎鎮痛剤）はプロスタグランディン（PG）合成酵素の COX（シクロオキシゲナーゼ）を阻害することで抗炎症作用を有するが，同時に胃粘膜防御作用を有する胃粘膜内因性 PG をも低下させることが NSAIDs 潰瘍発生の主原因と考えられている．

アスピリンは以前から他の NSAIDs 同様に NSAIDs 潰瘍の原因となることは知られていたが，近年循環器領域や脳神経領域でアスピリンの抗凝固作用による血栓予防目的に使用される低用量アスピリンの継続投与でも潰瘍発生のリスクとなることが問題となっている．

潰瘍の最大の原因は *H. pylori* 感染であることは明らかであるが，NSAIDs は *H. pylori* とは独立した潰瘍のリスクファクターであり，さらにこの両者は相加的に潰瘍のリスクを増加させることが知られている．

現在まで NSAIDs 潰瘍に対して予防効果が確認されている薬剤は，防御因子製剤のプロスタグランディン製剤，プロトンポンプ阻害剤（PPI），さらに常用量より高容量の H_2 受容体拮抗剤である．

H. pylori の除菌による NSAIDs 潰瘍発生の予防効果は，新規に NSAIDs を開始する例には顕著ではあるが，既に NSAIDs を服用している例に対してはある程度の予防効果がみられるものの，PPI と比較すればその予防効果は劣っている．

したがって正解は a である．

解答　a

問題 9（2006 年出題）

　60 歳の男性．心窩部痛を主訴に内視鏡検査を施行され，胃体上部小弯に活動性潰瘍が見つかった．胃粘膜萎縮は O-Ⅱ型で *Helicobacter pylori* 陽性であった．
　除菌治療が成功した場合，予測されるのはどれか．

(1) 酸分泌増加
(2) 潰瘍再発減少
(3) 血漿ガストリン値の増加
(4) 内視鏡的胃粘膜萎縮の改善
(5) 組織学的胃炎の改善

〈解答群〉　a．(1) (2) (3)
　　　　　　b．(1) (2) (5)
　　　　　　c．(1) (4) (5)
　　　　　　d．(2) (3) (4)
　　　　　　e．(3) (4) (5)

問題 10（2007 年出題）

Helicobacter pylori について**誤っている**のはどれか．

a．グラム陰性桿菌である．
b．サイトトキシンを産生する．
c．ウレアーゼを産生する．
d．胃粘膜表層の粘液層内に生息している．
e．正常な十二指腸粘膜にも生着している．

解 説

問題9　胃潰瘍に対する *H. pylori* 除菌療法に関する問題である．*H. pylori* 除菌療法により消化性潰瘍の再発が著明に抑制されることは既に周知の効果である．

除菌療法後の胃酸分泌能の変化に関しては，除菌前の背景胃粘膜の状態により異なる．本例のようにO-II型の胃粘膜萎縮がある例では，胃粘膜萎縮に加え，残存する胃底腺粘膜に組織学的胃炎が存在する結果，炎症性サイトカインなどの影響で除菌前は胃酸分泌が抑制されている場合が多い．この状態で除菌を行うと，組織学的胃炎が改善し胃酸分泌も上昇する．一方，十二指腸潰瘍にみられるような胃前庭部の胃炎が優位な例は除菌前に亢進していた胃酸分泌が低下（正常化）する例が多い．*H. pylori* 感染例では血清ガストリン値が様々な程度に上昇しているが，除菌療法により大部分の例でガストリン値は低下（正常化）する．除菌により胃粘膜萎縮の改善が得られるか否かについては，現状では未だ統一した意見は無い．ただ，胃粘膜の部位にもよるが，組織学的には萎縮の改善がみられるとの意見が多い．

本設問では，除菌成功で予想される選択肢の(1)，(2)，(5)が正しいため，正解はbとなる．

解答　b

問題10　*Helicobacter pylori*（*H. pylori*）は螺旋もしくは彎曲したグラム陰性桿菌で4〜7本の有鞘鞭毛を持つ．*H. pylori* の大部分はヒトの胃粘液層，胃小窩で free swimming の状態で存在しているが，一部は粘膜上皮細胞表面に強固に結合している．胃粘膜には *H. pylori* は定着するが，正常の十二指腸粘膜には生着しない．

H. pylori はVacA（vacuolating cytotoxin）やCagA（cytotoxin-associated gene）といったサイトトキシンを産生する．CagAはIV型分泌機構という，サイトトキシンを直接胃粘膜上皮細胞に注入する機構により細胞内に導入され，シグナル伝達系をかく乱し，発癌に関わることが知られている．

また，*H. pylori* の持つウレアーゼは，尿素を基質としてアンモニアを産生し胃粘膜局所のpHを上げ，胃酸を中和することで菌を胃に生着させる．このウレアーゼ活性を利用した検査法に，尿素呼気試験，迅速ウレアーゼ試験があり，*H. pylori* の診断法として臨床に広く利用されている．

したがって，eが誤りである．

解答　e

問題 11 （2007 年出題）

GIST について正しいのはどれか．

a．胃に次いで食道に多い．
b．50％は *c-kit* 遺伝子変異により生じる．
c．CT と超音波検査により診断は容易である．
d．リンパ節転移が多い．
e．外科手術が第一選択である．

解　説

問題 11　GIST（gastrointestinal stromal tumor）についての基本的な設問である．消化管間葉系腫瘍の80%をしめる．最近では，分子標的薬を用いた治療も多く行われるようになっている．

a．（×）発生部位で最も多いのは胃で60〜70%，次いで小腸が25〜30%，結腸・直腸5%，食道5%以下とされる．

b．（×）*c-kit* 遺伝子の変異は70〜80%にみられるとされる．*PDGFRA*（platelet-derived growth factor receptor A）遺伝子の変異が5〜10%にみられ，残りの10%程度はいずれの変異も見られない．

c．（×）GISTと鑑別すべき消化管の粘膜下腫瘍は多く，CTと超音波だけでは困難な場合が多い．MRIや^{18}FDGPET/CTも診断には用いられるが，画像診断だけでは鑑別が難しい症例も少なくない．最近では，EUS-FNAを用いて診断されることも多い．

d．（×）GISTではリンパ行性転移は少なく，転移の90%以上は肝と腹膜への転移とされる．肺，骨などの腹腔外臓器への再発転移は10%以下と比較的少ない．

e．（○）現在のところ，GISTの根治は外科切除以外には得られない．進行したGIST，あるいは再発GISTに対して外科切除を行っても，そのほとんどが再発する．切除不能，転移性または再発性GISTに対する治療の原則は，イマチニブ投与である．

したがって正解はeである．

解答　e

問題 12 (2007 年出題)

76歳の女性．胃検診にて異常を指摘され来院した．胃内視鏡写真，インジゴカルミンによる色素内視鏡写真および超音波内視鏡写真を示す．
推定される深達度はどれか．

a．M
b．SM
c．MP
d．SS
e．SE

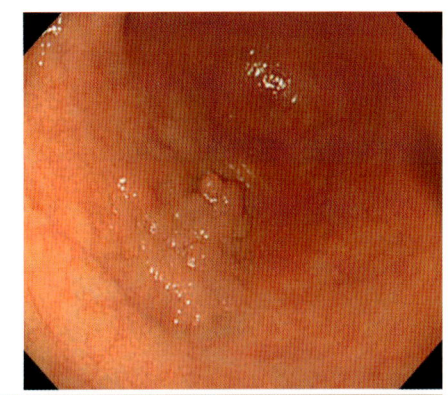

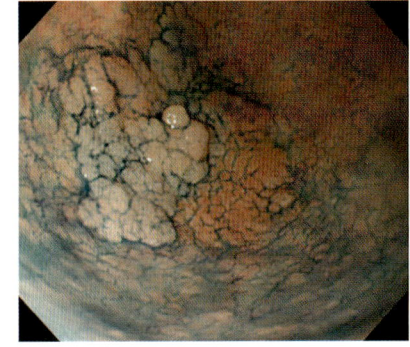

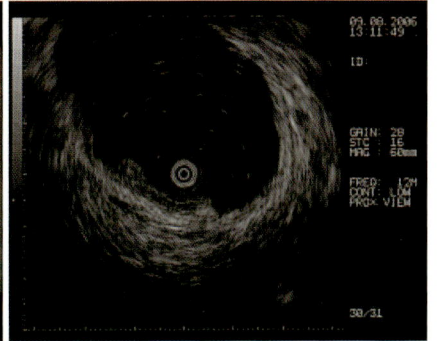

図

問題 13 (2007 年出題)

酸分泌抑制効果が**ない**のはどれか．

a．secretin
b．somatostatin
c．interleukin-1β
d．gastric inhibitory polypeptide
e．insulin

解　説

問題12　写真は，前庭部大彎に存在する比較的平坦な隆起性病変で，背景胃粘膜には萎縮を認める．通常観察では，表面性状は顆粒状で色調は正色調からやや褪色調である．隆起の周囲にはやや血管透見の悪いところが存在し，インジゴカルミン散布によって隆起の目立たない表面細顆粒状の随伴病変が明瞭に認識される．病変は潰瘍や高い隆起は伴わず，また全体に伸展性もよく，随伴病変はもとより隆起のはっきりした部分についても粘膜内病変であることが予測される．

さらに細径プローベによる超音波内視鏡が施行されているが，病変の最深部と考えられる，隆起の高い部分がスキャンされている．病変は1～2層（粘膜層）が中心であり，3層（粘膜下層）は保たれていることから，深達度はMと推定される．

今回出題の病変については通常観察の時点で，粘膜内癌であろうと想像される．しかし，色素内視鏡でなければ，随伴病変の存在や範囲の診断は困難であり，色素散布が有用であった典型的症例である．最近ではAIM（酢酸混合インジゴカルミン）の散布で，存在診断や範囲診断のみでなく，腺腫か癌かの鑑別，再発病変における確実な生検部位の判定などへの有用性が報告されている．超音波内視鏡検査については，潰瘍部分や粘膜下層のリンパ球の存在などが診断に影響を与えうるが，本病変は超音波内視鏡にて明瞭に層構造と腫瘍との関係が描出されており，診断は比較的容易である．

　　　解答　a

問題13　secretinは小腸粘膜S細胞から分泌されるホルモンであり，gastrinの分泌抑制等を介して胃酸分泌を抑制する．somatostatinは胃体部のD細胞から分泌され胃酸を抑制する．interleukin-1βは炎症反応のmediatorであり，胃酸分泌には抑制的に働くと考えられている．gastric inhibitory polypeptideは実際には胃酸分泌抑制作用は少ないとも考えられているが，本出題ではinsulinとの比較となる．insulinは直接には胃酸分泌抑制作用はない．正解はeである．

　　　解答　e

問題 14 （2007 年出題）

65歳の男性．食後の心窩部痛を自覚し来院した．眼瞼結膜に貧血を認める．肝，脾およびリンパ節は触知しない．血液検査：赤血球 323 万，Hb 10.2 g/dl，白血球 8,100，血小板 22.5 万，総蛋白 5.6 g/dl，AST 22 IU/l，ALT 20 IU/l，LDH 426 IU/l，BUN 35 mg/dl，クレアチニン 0.8 mg/dl．病理組織像を示す．
診断は何か．

a．胃癌
b．胃 MALT リンパ腫
c．胃びまん性大細胞性リンパ腫
d．胃濾胞性リンパ腫
e．胃潰瘍

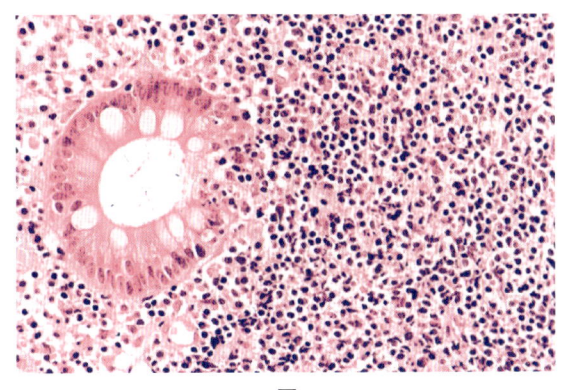

図

解　説

問題 14　病理組織像より疾患名を問う問題である．臨床所見では疾患を特定できるような特記所見は認めない．選択肢から胃の生検検体であると考えられる．細胞の異型は明らかではない小型〜中型のリンパ球様細胞のびまん性増殖，腫瘍細胞が腺上皮陰窩を破壊・浸潤する像（LEL：lymphoepithelial lesion）を認めるため，bの胃MALTリンパ腫の組織像と考えられる．異型はあきらかでないが，リンパ球様細胞の単調な増殖が腫瘍らしい所見であることに，まず注目することが重要である．また，この倍率では細胞像の正確な評価は困難であるが，核に切れ込みを有するcentrocyte-like cellも存在しているように思われる．

a．管腔構造や粘液産生を示す像（印環細胞の出現など）は認めないので，癌であれば未分化癌との鑑別になるが，通常は未分化癌の核は腸上皮化生粘膜の核より大きいので，癌は否定的である．
c．胃びまん性大細胞性リンパ腫は，明瞭な核小体を伴う類円形大型核を持つが，この組織像では核が小型〜中型である．また，胃びまん性大細胞性リンパ腫ではLELは基本的にはみられない．
d．濾胞性リンパ腫は，二次リンパ濾胞を形成する胚中心構成B細胞由来と考えられる腫瘍で，腫瘍性の濾胞様構造結節を認めるが，この組織像には認めない．
e．胃潰瘍は，好中球・好酸球・形質細胞を含む種々の炎症細胞浸潤，肉芽組織，線維性結合織，再生上皮などがみられるが，このようなリンパ球様細胞の単調な増殖は認めない．

解答　b

問題 15（2007 年出題）

胃潰瘍について正しいのはどれか．2 つ選べ．

a．低用量アスピリン単独では胃潰瘍発症リスクを上昇させない．
b．特発性胃潰瘍は高ガストリン血症が特徴である．
c．クローン病に伴う潰瘍は胃潰瘍よりも十二指腸潰瘍が多い．
d．*Helicobacter pylori* 感染による胃潰瘍発症オッズ比は胃癌発症オッズ比の 5 倍である．
e．高齢者では高位潰瘍が多い．

問題 16（2007 年出題）

71 歳の女性．胃透視にて異常を指摘され胃内視鏡検査を行った．
診断はどれか．

a．胃潰瘍
b．ビラン性胃炎
c．早期胃癌（0 型 IIa＋IIc）
d．進行胃癌（2 型）
e．胃粘膜下腫瘍

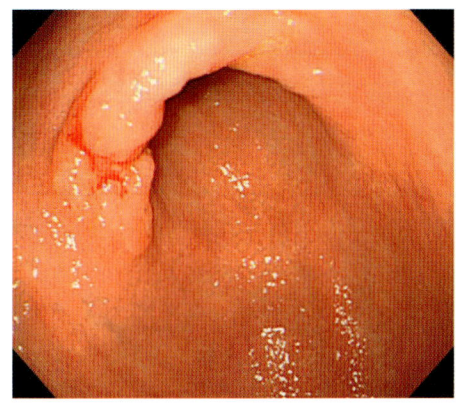

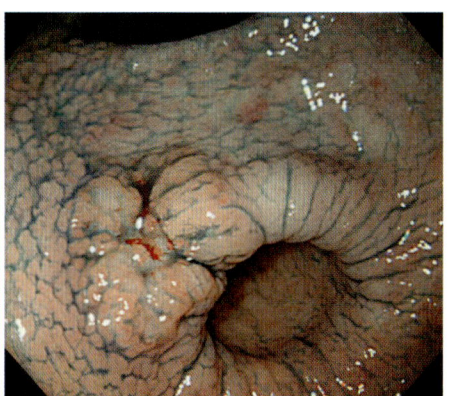

図

解　説

問題 15　　胃潰瘍の主な発症原因は *Helicobacter pylori* 感染と非ステロイド性抗炎症薬（NSAIDs）である．

a．（×）NSAIDs のひとつとして分類されるアスピリンは発症原因のひとつで，そのリスクは用量や投与方法とはあまり関係がないと考えられており，低用量アスピリンでも胃潰瘍の原因となる．
b．（×）一般的に胃潰瘍では胃酸の分泌は亢進しておらず，高ガストリン血症を呈さない場合が多い．
c．（○）クローン病は消化管全体に病変が及ぶのが特徴であるが，上部消化管に関しては胃よりも十二指腸に潰瘍等の病変がある場合のほうが頻度は高い．
d．（×）*Helicobacter pylori* 感染による胃潰瘍発症と胃癌発症のオッズ比に関しては正確なデータがないのが現状であり，この問題の正誤に関しては答えようがないが，正しいとは言えないというのが正解であろう．
e．（○）高齢者の胃潰瘍の場合，*Helicobacter pylori* 感染が原因の胃潰瘍は高位潰瘍が多くなるが，NSAIDs の場合にはこの原則はあてはまらない．現状では *Helicobacter pylori* 感染による胃潰瘍のほうが，NSAIDs 潰瘍より頻度が高いことから，この設問は正解であろう．

以上から，正解は c と e である．

解答　c，e

問題 16　　内視鏡所見を問う設問である．胃幽門前庭部前壁から小弯にかけて中央に陥凹性病変を伴う隆起性病変を認めている．隆起している部分はすでに上皮性の変化を認めており，粘膜下腫瘍は否定的である．また進行胃癌（2 型）も限局潰瘍型であるので否定的である．胃潰瘍であるとすれば潰瘍周囲に何らかの再生性変化を認めるはずである．よって正しいのは，c の早期胃癌（0 型）IIa＋IIc である．

解答　c

問題 17 (2007 年出題)

57歳の女性. 生来健康であったが, 健診で軽度の貧血を指摘され来院した. 内視鏡像を示す.
正しいのはどれか.

a. 早期胃癌が疑われる.
b. 脂肪腫と思われる.
c. 噴門側胃切除術の適応である.
d. 幽門側胃切除術の適応である.
e. *Helicobacter pylori* の除菌を行う.

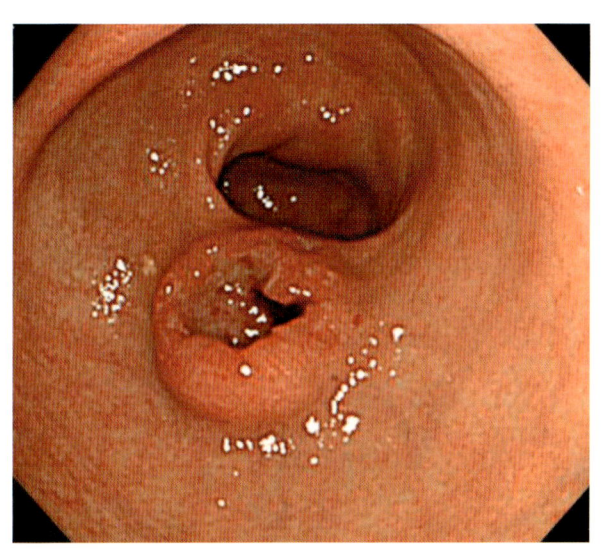

図

解 説

問題 17

病変の立ち上がりは比較的急峻で周囲粘膜と同様の上皮で覆われており，癌（腺癌・内分泌細胞癌など）が下掘れするように浸潤している可能性もある．しかし，bridging fold は認められないが，粘膜下腫瘍とくに GIST や平滑筋肉腫，悪性リンパ腫，カルチノイドなどが鑑別診断としてあげられる．

a．（×）胃癌でも癌浸潤，間質結合組織の増生，リンパ細胞組織の増生などで粘膜下腫瘍様にみえる場合がある．しかし問題の病変は少なくとも癌が粘膜下組織にとどまる早期胃癌ではない．

b．（×）脂肪腫は粘膜下層に存在し黄色から黄白色調を呈し鉗子で押すと柔らかい．問題の内視鏡像は中心に大きな不整な潰瘍部があり悪性が疑われる．色調も脂肪腫とは異なる．

c．（×）幽門前庭部大弯側にある病変である．

d．（○）病変は不整潰瘍を有する 3 cm 大の病変であり悪性が疑われる．病期等は不明であるが，切除可能な病変であるならば幽門側胃切除の適応となる．

e．（×）MALT リンパ腫はピロリ菌の除菌で寛解または病変が縮小する可能性が高く，除菌治療を行う．悪性リンパ腫は粘膜下腫瘍様の隆起，耳たぶ様所見，多発潰瘍などが混在し多彩な様相を呈することが多い．病変が悪性リンパ腫である可能性は否定できないが，問題の内視鏡像は典型的な MALT リンパ腫の内視鏡像ではなく，*Helicobacter pylori* 除菌により寛解，縮小する病変ではない．

解答　d

問題 18 (2007 年出題)

誤っているのはどれか．

a．胃カルチノイドは高ガストリン血症を伴うことが多い．
b．GIST にはチロシンキナーゼ阻害薬が有効である．
c．胃穹窿部後壁は真性憩室の好発部位である．
d．胃吻合部潰瘍は吻合部より口側に多い．
e．胃の脂肪腫は超音波内視鏡で高エコー像を呈する．

問題 19 (2007 年出題)

活動期胃潰瘍の *Helicobacter pylori* 除菌治療について正しいのはどれか．2つ選べ．

a．活動期潰瘍の治癒を目的にプロトンポンプ阻害薬を併用する．
b．プロトンポンプ阻害薬服用は尿素呼気試験の結果に影響する．
c．除菌失敗の主な要因はクラリスロマイシン耐性である．
d．高齢者は除菌率が低い．
e．*Helicobacter pylori* 陽性の NSAIDs 潰瘍も除菌治療が第一選択である．

解　説

問題 18

a．(○) 持続的な高ガストリン血症による ECL 細胞の過剰増殖が胃カルチノイド腫瘍の発生に関与すると考えられている．

b．(○) GIST では *KIT* あるいは *PDGFRA* 遺伝子の変異が高率に認められる．GIST において，診断時に転移を有し切除不能である場合や外科切除で完全に切除できなかった場合は，KIT あるいは PDGFR を分子標的としたチロシンキナーゼ阻害薬であるイマチニブの内服治療が行われる．イマチニブは GIST における遺伝子変異の部位により効果が異なり，*KIT* 遺伝子変異例では奏効率が高い．

c．(○) 胃憩室は噴門穹窿部が 75〜90% で，次に多いのが幽門前庭部である．噴門穹窿部でも，特に多い部位は噴門下部約 2 cm の小彎に近い後壁と報告されている．

d．(×) 胃切除術あるいは単純な胃空腸吻合術後に，吻合部近傍の十二指腸あるいは空腸に発生した潰瘍を吻合部潰瘍という．吻合部潰瘍の局所的な成因は，攻撃因子である胃酸が防御因子の減弱した腸管内に直接流入することが主因であると考えられる．よって胃吻合部潰瘍は吻合部より肛門側に多い．

e．(○) 胃脂肪腫は，超音波内視鏡では粘膜下層内の高エコー充実性の腫瘤として描出される．大きなものはエコーの減衰を伴う．

解答　d

問題 19

　プロトンポンプ阻害薬 (PPI) は，一次除菌ではアモキシシリンとクラリスロマイシンと組合せて用いられている．抗生剤 2 剤の組合せのみでは除菌率が低いと報告されており，ここでの PPI の主な役割は，胃内 pH を中性化することによる抗生物質の安定化作用と考えられている．また，PPI は *H. pylori* に対する静菌作用を持つので，内服下での尿素呼気試験では偽陰性を生じることが報告されている．したがって，尿素呼気試験実施にあたっては 2 週間以上の休薬が望ましいとされている．

　除菌に影響を及ぼす要因としては，服薬コンプライアンス，薬剤耐性などが考えられるが，一次除菌ではクラリスロマイシン耐性が除菌不成功の最大要因とされている．除菌率が特に高齢者で低いというわけではない．

　H. pylori 感染と NSAIDs の服用は相乗的に，消化性潰瘍のリスクを増加させるとされている．NSAIDs 継続投与下での潰瘍治癒率は *H. pylori* 感染の有無に影響されないとされている．さらに，除菌治療は NSAIDs 潰瘍治療に影響を与えないとする報告，治癒が遷延するとの報告があり，推奨できない．

　したがって正解は b, c である．

解答　b，c

問題 20（2007 年出題）

高ガストリン血症をきたすのはどれか．2 つ選べ．

- a．Zollinger-Ellison 症候群
- b．悪性貧血
- c．胃潰瘍
- d．胃ポリープ
- e．急性胃粘膜病変（AGML）

問題 21（2007 年出題・一部改変）

胃切除後について正しいのはどれか．

- a．晩期ダンピング症候群は食後のインスリン分泌不足に起因する．
- b．鉄欠乏性貧血は術後 10 年以降に生じることが多い．
- c．巨赤芽球性貧血は Castle 内因子の欠乏による．
- d．二次性副甲状腺機能低下症を生じる．
- e．残胃炎・残胃癌の成因としては *Helicobacter pylori* 菌感染が最も重要である．

解説

問題 20

　ガストリンは主に幽門前庭部粘膜に分布する G 細胞から分泌される．胃内容物の刺激や迷走神経刺激により分泌は亢進され，胃酸や VIP，セクレチン等により分泌は抑制される．

a．(○) Zollinger-Ellison 症候群は，ガストリン産生腫瘍によりひき起こされる症候群である．多くは膵原発であり，ガストリンの過剰分泌により難治性再発性潰瘍や慢性水様性下痢が生じる．血中のガストリン値は異常増加を呈する．

b．(○) 悪性貧血でみられる胃炎は，おもに胃体部が障害され，Strickland-Mackay の分類では A 型胃炎に分類される．胃粘膜萎縮でビタミン B_{12} の吸収に必要な内因子が低下して，DNA の合成が障害されることで起こる．胃酸分泌は低下するため，二次的にガストリンの分泌は亢進する．抗内因子抗体や抗壁細胞抗体が認められることが多い．

c．(×) 胃潰瘍の原因の多くは H. pylori 感染であり，背景の胃炎は Strickland-Mackay の分類では B 型胃炎に分類される．多くは低酸から正酸の場合が多く，ガストリン分泌はほぼ正常である．

d．(×) 胃ポリープとガストリン分泌には明らかな関連性は無い．

e．(×) 急性胃粘膜病変（AGML）とは，突発する腹痛や出血などの症状を伴い内視鏡検査で胃・十二指腸に多発するびらんや潰瘍などの病変が認められたものを指す．原因の中で最も多いのは薬物であり，特に NSAIDs の頻度が高いとされる．その他，アルコールやストレス，重症疾患，H. pylori 感染なども原因と考えられるが，ガストリン分泌との関連性は無い．

したがって正解は a，b である．

解答　a，b

問題 21

　晩期ダンピング症候群は，食事摂取による一過性の高血糖によってインスリンが過剰に分泌され，低血糖をきたすことをさす．主に間食をとることで症状が改善する場合が多い．胃切除を行うと，1～3 年で鉄吸収障害による鉄欠乏性貧血，3～5 年でビタミン B_{12} 欠乏性貧血を認める．これは胃底腺で分泌される Castle 内因子欠乏により，ビタミン B_{12} と複合体を生成できないために起こるものである．

　二次性副甲状腺機能低下症は甲状腺術後等で認めることがあるが，胃切除後では認めない．残胃癌の発生の成因に関しては十二指腸液胃内逆流，H. pylori，迷走神経切離，EB virus などさまざまな因子の関与が指摘されている．

解答　c

問題 22 (2008 年出題)

急性胃粘膜病変（AGML）について**誤っている**のはどれか．

a．*Helicobacter pylori* 感染率は低い．
b．誘因が除去されると，速やかに治癒する．
c．薬剤性では，抗生物質によるものが最も多い．
d．重症外傷やショックに合併しやすい．
e．動脈性出血は少ない．

解　説

問題22　急性胃粘膜病変では，誘因が明らかなものは約半数（40〜60％）で，このうち精神的・肉体的ストレスによるものが15〜33％，薬剤によるものが16〜37％を占める．

薬剤性では，非ステロイド性抗炎症薬NSAIDsによるものが約4割を占め，最多である．以前，医療行為として上部消化管内視鏡検査を介した*Helicobacter pylori*感染も報告されたが，現在では内視鏡機器の滅菌消毒が徹底されており，内視鏡を介した急性感染のリスクは極めて低い．手術，外傷，熱傷などのストレスが誘因となる場合，ストレス負荷後3〜7日に発症のピークがあり，10日以内に発症することが多い．誘因が除かれると，治療により内視鏡所見は急速に回復する．浅い出血性びらんでは2日程度で出血は止まり，びらんも1週間前後で消失する．潰瘍の場合，治癒は深さに依存するが，通常，慢性潰瘍より速やかに治癒に至る．

急性胃粘膜病変の最も重篤な合併症は消化管出血である．出血性病変のタイプは，Forrestの分類により噴出性〈動脈性〉出血，湧出性〈静脈性〉出血，露出血管，血餅付着などに分けられるが，噴出性出血では，薬物療法はほぼ無効であり，出血の治療として内視鏡的止血術，IVR，外科手術が選択される．大量出血をきたす症例では重篤な基礎疾患（DIC，多臓器不全，熱傷，敗血症など）を有することが多く，内視鏡的止血が困難で治療に難渋する例も少なくない．これらの症例は予後不良である．

解答　c

C. 腸

問題 23（2006 年出題）

潰瘍性大腸炎における colitic cancer について正しいのはどれか.

(1) 左側大腸炎型に合併することが多い.
(2) dysplasia を伴うことはまれである.
(3) 一般の大腸癌に比べて低分化腺癌が多い.
(4) 周囲に退色調変化や粗大顆粒状変化を認める.
(5) 発見には surveillance colonoscopy が有用である.

〈解答群〉　a．(1) (2) (3)
　　　　　　b．(1) (2) (5)
　　　　　　c．(1) (4) (5)
　　　　　　d．(2) (3) (4)
　　　　　　e．(3) (4) (5)

解説

問題 23

潰瘍性大腸炎（UC：ulcerative colitis）の長期経過例では colitic cancer（あるいは UC 関連性大腸癌：UC-assosiated colorectal cancer）の合併に留意しなければならない．UC 全症例中の大腸癌発生頻度は 3.7％ と，通常人における発生頻度に比してかなり高率であるが，全大腸炎型に限ると 5.4％ と更に高率になる．

UC 患者における大腸癌発生の危険因子としては罹患範囲，罹患期間，高度な炎症，大腸癌の家族歴，原発性硬化性胆管炎の合併などがあげられる．すなわち，罹患範囲からすると左側大腸炎型よりも全大腸炎型の方が大腸癌の合併頻度は高くなる．(1)は誤まり．

直腸炎型は大腸癌発生のリスクは無いと言われている．colitic cancer の存在する大腸粘膜には dysplasia の併存を多く認める．逆から言えば，DALM（dysplasia-associated lesion or mass）が存在する大腸に colitic cancer が併存する率は 31％，43％，65％ と報告者によって異なるが，いずれにしても高率である．(2)は誤まり．

colitic cancer の肉眼形態は，2 型が主体の通常の孤在性大腸癌と異なり，びまん浸潤型が少なからず認められる．また，病変周囲に dysplasia が併存する場合も往々にしてあり，粗大顆粒状の粘膜変化などを呈する．(4)は正しい．

colitic cancer の病理組織所見は，通常の大腸癌の多くが高分化や中分化管状腺癌を呈するのに比して，低分化腺癌や粘液癌を呈することが多い．(3)は正しい．

colitic cancer の発見には surveillance colonoscopy が有用と考えられている．最近の欧米のガイドラインでは発症 8〜10 年目から，1〜2 年毎の surveillance colonoscopy を施行し，大腸を 10 cm 間隔毎に区分し，1 区分から少なくとも 4 個ずつの step biopsy に加え病変部を狙撃生検することが推奨されている．(5)は正しい．

解答　e

問題 24 (2006 年出題)

22 歳の男性．下口唇に色素斑を，大腸内視鏡検査でS状結腸に複数のポリープを認めた．
この疾患について正しいのはどれか．

(1) 網膜にも色素斑を認める．
(2) 常染色体優性遺伝である．
(3) しばしば腸重積を起こす．
(4) 原因遺伝子は *STK11/LKB1* 遺伝子である．
(5) 癌の合併はまれである．

〈解答群〉　a．(1) (2) (3)
　　　　　b．(1) (2) (5)
　　　　　c．(1) (4) (5)
　　　　　d．(2) (3) (4)
　　　　　e．(3) (4) (5)

問題 25 (2006 年出題)

32 歳の女性．29 歳発症の潰瘍性大腸炎の診断で加療されていたが，3 カ月前から粘血便を生じ，1 カ月前に入院しプレドニゾロン 60 mg/日の静注療法を開始した．白血球除去療法を始めたが，改善はみられず本日の CT (図) では大腸全体の拡張像が認められた．腹痛に対し鎮痛薬を 1 日数回投与している．血液検査：ヘモグロビン 7.9 g/dl，Alb 2.2 g/dl，CRP 15.5 mg/dl，赤沈 62 mm/1 hr．

対応として正しいのはどれか．

a．週 1 回の白血球除去療法を続ける．
b．大腸の拡張が改善した後に待機手術を行う．
c．腹痛に対して麻薬を用いる．
d．緊急手術の適応である．
e．腸管運動改善薬を投与する．

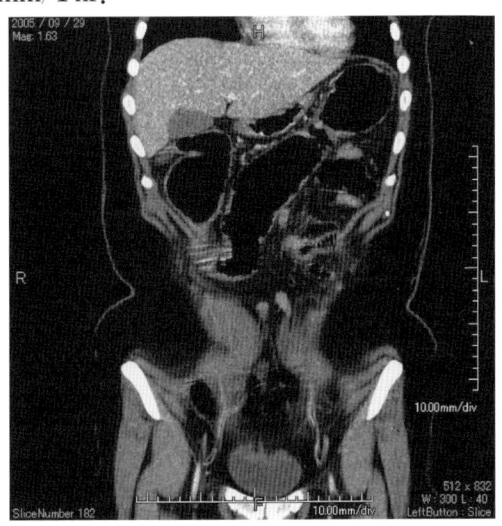

図

解説

問題 24

　Peutz-Jeghers 症候群は，1921 年に初めて報告されたポリポーシス症候群である．遺伝性疾患であるため若年発症者が多い．臨床的には，口唇と手指の色素沈着と消化管ポリープが特徴である．最近，原因遺伝子異常が同定された．臨床的には診断は容易であるが，治療や取り扱いが難しい疾患である．

　本症の原因遺伝子は，第 19 番染色体短腕に存在する *LKB1*（*STK11*）遺伝子（癌抑制遺伝子の一種）の変異であるため，(4) は正しい．その遺伝形式は常染色体優性遺伝であるため，(2) は正しい．全身（口腔粘膜，口唇，手指，足蹠）の色素斑はほぼ全例に出現する兆候であるため，(1) は誤り（本症では網膜には色素斑は現れない．網膜の色素斑は家族性大腸腺腫症で現れることがある）．本症のポリープは組織学的には過誤腫であるが，胃，十二指腸，小腸，大腸のいずれにも無茎性ないし有茎性ポリープが多数発生する．ポリープが大きくなると腹痛や腸重積をおこすため，(3) は正しい．本症では，消化管を含め全身に腫瘍性病変を合併しやすく，消化管癌の合併は 20％ にみられるとの報告があり高率と考えるべきであり，全体の悪性腫瘍合併は 50％ に及ぶとされる．よって (5) は誤り．

　正しいのは (2)，(3)，(4) であり解答は d．

解答　d

問題 25

　潰瘍性大腸炎の合併症に関する問題である．各種の治療が行われたにもかかわらず寛解しない．むしろ，増悪し大腸管腔が拡張しており，炎症所見も強いという状態である．CT 像が呈示されているが，横行結腸を中心に上行結腸と下行結腸にも拡張がみられる．腸管の幅は 5 cm を越えて緊張がない．この所見と基礎疾患を考え，中毒性巨大結腸症との診断は難しくない．通常の立位単純写真でも十分に診断できるはずである．

　潰瘍性大腸炎の合併症のうち，最も重篤なものに中毒性巨大結腸症がある．本合併症は，腸管粘膜の広範な深い潰瘍から，腸管壁の運動能が低下し，蠕動能が消失した状態である．そのため，腸管内のガスを排出できないので，腸管は高度に拡大する．一種の機能性腸閉塞状態である．さらに，腸管炎症が高度であるから CRP などの炎症指標は高い．さらに潰瘍からの栄養素漏出も高度であり，低蛋白血症もある．この状態は，腸管の穿孔や敗血症にも繋がり，生命予後が不良な状態である．通常の治療は有効でなく，外科的な治療が優先される．しかも，緊急手術が望ましい．

　以上から，本患者には a, b, c, e の治療は禁忌であり，d の緊急手術以外の治療法は考慮されない．

解答　d

問題 26（2006 年出題）

蛋白漏出性胃腸症の診断に有用なのはどれか．

(1) Schilling 試験
(2) ^{99m}Tc-pertechnetate による腹部シンチグラフィ
(3) 便の SudanⅢ染色
(4) α1-アンチトリプシンクリアランス試験
(5) ^{99m}Tc-human serum albumin（HSA）シンチグラフィ

〈解答群〉　a．(1)(2)
　　　　　b．(1)(5)
　　　　　c．(2)(3)
　　　　　d．(3)(4)
　　　　　e．(4)(5)

問題 27（2006 年出題）

25 歳の男性．耳鼻科で中耳炎と診断され，アモキシシリンの投与を受けたところ，3 日目より強い腹痛，血便および下痢が出現した．大腸内視鏡検査で S 状結腸から下行結腸にかけてびまん性の発赤と浮腫を認めたが，直腸には異常はなかった．
適切な治療はどれか．

a．副腎皮質ステロイド薬の投与
b．メサラジンの投与
c．メトロニダゾールの投与
d．ニューキノロン薬の投与
e．絶食・輸液治療

解 説

問題 26　蛋白漏出の証明には，アルブミンを用いたテクネチウムによる経時的シンチグラフィが有用である．蛋白漏出の有無だけでなく，腸管の漏出の場所を推定できる．消化管への蛋白漏出の定量的証明は，α1-アンチトリプシンの便中へのクリアランスを用いて計算する．上記の検査で蛋白漏出性胃腸症が証明できた場合には，基礎疾患を検索することも重要である．

解答　e

問題 27　設問の疾患は，抗生剤起因性腸炎のなかの出血性大腸炎である．原因薬剤としては合成ペニシリン系が多い．発症に薬剤による局所アレルギーや腸管虚血の関与が示唆されている．多くは原因薬剤投与後 10 日以内に発症し，急激な腹痛に続く下痢ならびに，「トマトジュース様」と表現される特徴的な血便が認められる．

　病変は横行結腸とその周辺部に好発し，直腸病変は稀である．病変の内視鏡所見は浮腫，発赤，粘膜出血が主体で深い潰瘍を合併することは少ない．本症の便培養で *Klebsiella oxytoca* が検出されることがあるが，その病的意義は不明である．

　治療は原因と考えられる抗菌薬投与の中止であり，これにより 1 週間ぐらいで症状は消失する．症状が強い場合は腸管安静を保つために絶食・輸液による治療を行う．

解答　e

問題 28 (2006 年出題)

正しい組合せはどれか．

(1) ソマトスタチン……………腸管蠕動運動亢進
(2) グレリン…………………食欲低下
(3) コレシストキニン…………胆嚢収縮
(4) セクレチン…………………膵液分泌増加
(5) グルカゴン…………………胃運動抑制

〈解答群〉　a．(1) (2) (3)
　　　　　　b．(1) (2) (5)
　　　　　　c．(1) (4) (5)
　　　　　　d．(2) (3) (4)
　　　　　　e．(3) (4) (5)

問題 29 (2006 年出題)

正しい組合せはどれか．

(1) Cronkheit-Canada 症候群………………常染色体優性遺伝
(2) 遺伝性非ポリポーシス大腸癌…………*APC* 遺伝子
(3) Turcot 症候群……………………………顔面丘疹
(4) Peutz-Jeghers 症候群……………………過誤腫
(5) 家族性大腸腺腫症………………………デスモイド腫瘍

〈解答群〉　a．(1) (2)
　　　　　　b．(1) (5)
　　　　　　c．(2) (3)
　　　　　　d．(3) (4)
　　　　　　e．(4) (5)

解説

問題 28　ソマトスタチンは膵液等の分泌抑制作用に伴う消化障害のために下痢を誘発することはある．しかし腸管の蠕動運動に対する直接作用は運動抑制作用であるとされている．したがって (1) は誤り．

　グレリンは胃粘膜の内分泌細胞から分泌される成長ホルモン分泌刺激ホルモンで，空腹時に血中濃度が上昇する．グレリンによって食欲は亢進することが知られており胃運動も亢進する．(2) は誤り．

　コレシストキニンは脂肪分を含む食品が十二指腸内に流入した時に，上部小腸粘膜の内分泌細胞から分泌される消化管ホルモンで胆囊を収縮させる．この働きによって脂肪が胆汁と混合されミセル状となる．(3) は正しい．

　セクレチンは十二指腸内腔の酸性化によって分泌される消化管ホルモンで，胃酸分泌抑制作用とともに膵液分泌増加作用を有している．膵液が十二指腸内に分泌されることで十二指腸内が中性状態へと回復する．したがって (4) は正しい．

　グルカゴンは，膵臓や腸管より分泌される消化管ホルモンで，血糖上昇作用を有している．また，その作用機序は十分明らかではないが胃運動を抑制することが知られており，この作用を利用して内視鏡検査時の胃の運動抑制薬として用いられている．(5) は正しい．

　解答　e

問題 29　Cronkheit-Canada 症候群は非遺伝性疾患である．*APC* 遺伝子は家族性大腸腺腫症の原因遺伝子である．同疾患は常染色体優性遺伝を示し，胃・十二指腸病変，骨腫，デスモイド腫瘍，網膜色素上皮肥大等の多彩な病変を合併する．Turcot 症候群は大腸ポリポーシスと中枢神経腫瘍を合併する．Peutz-Jeghers 症候群は口唇，口腔粘膜，四肢末梢部に色素斑を伴う消化管ポリポーシスで，ポリープは全消化管に発生し組織学的には過誤腫であるが，癌が発生することもある．

　解答　e

問題 30（2006 年出題）

潰瘍性大腸炎における臨床的重症度分類（Truelove の分類）に**含まれない**のはどれか．

a．排便回数
b．顕血便の程度
c．発熱の有無
d．貧血の有無
e．CRP 値

問題 31（2006 年出題）

29 歳の男性．尿混濁，気尿，排尿痛を主訴に来院した．15 歳時に発熱，腹痛，下痢にて発症し，内視鏡検査にて大腸，小腸，十二指腸に多発性のアフタ性潰瘍を認めた．18 歳時に肛門周囲膿瘍にて切開排膿術を受けた．23 歳時には両側大腿骨頭壊死を合併し，大腿骨頭置換術を受けた．

適切な治療は何か．

(1) 副腎皮質ステロイド薬の大量投与
(2) 狭窄形成術
(3) 腸切除
(4) 中心静脈栄養
(5) サリチルアゾスルファピリジンの投与

〈解答群〉　a．(1) (2)
　　　　　b．(1) (5)
　　　　　c．(2) (3)
　　　　　d．(3) (4)
　　　　　e．(4) (5)

解　説

問題 30

1955 年 Truelove らにより，UC の臨床的重症度分類が作成された．下痢の回数，血便，発熱，頻脈，貧血，赤沈亢進の程度による分類が基本となっている．厚生省研究班の治療指針はこの重症度分類をもとに作成された．

重症とは，排便回数 6 回以上かつ顕血便（＋＋＋）で，37.5 度以上の発熱，または 90 回/分以上の頻脈のいずれかを満たし，かつ Hb 10 g/dl 以下の貧血または赤沈 30 mm/hr 以上を加えた 6 項目中 4 項目を満たすものである．軽症とは，排便回数 4 回以下で，顕血便も（＋）〜（−）で，37.5 度以上の発熱がなく，または 90/分以上の頻脈も，Hb 10 g/dl 以下の貧血もなく，そして赤沈も正常のものである．また上記の重症と軽症との中間にあたるものを中等症とした．さらに，重症のなかでも 15 回/日以上の血性下痢が続き，38 度以上の発熱，10,000/μl 以上の白血球増多と強い腹痛のあるもの，すべてを満たすものは劇症として区別している．

したがって，重症度分類に含まれないものは e の CRP 値である．

解答　e

問題 31

29 歳の男性に腸管膀胱瘻と思われる症状（気尿，排尿痛，感染）を生じた．さらに基礎疾患として，慢性の腸管炎症（潰瘍性大腸炎かクローン病）が示唆される症状（下痢と腹痛，肛門周囲膿瘍）が以前からある．この患者の診断は，クローン病である．その理由を以下に述べる．

上部消化管と下部消化管の療法にみられるアフタ性潰瘍，肛門周囲膿瘍，典型的な症状（血便を欠く）などから潰瘍性大腸炎は考えにくく，診断はクローン病である．この患者に対する適切な治療法を問う問題である．

過去の治療経過から，ステロイド性の大腿骨頭壊死があり，同剤の使用は望ましくない状態である．(1) は選択できないため誤り．本患者は，腸管膀胱瘻が疑われる．そのような場合，罹患腸管周囲の炎症が高度である．したがって，短く肥厚が高度でない狭窄腸管に適応される外科治療である狭窄形成術は適応でないため，(2) は誤り．手術療法を選択するなら，腸切除が必要である．よって，(3) は正しい．また，手術療法の前に中心静脈栄養にて絶食にすれば，腸管膀胱瘻が閉鎖することもあるため，一度は試しても良い治療であろう．(4) は正しい．内科的治療のうち，サリチルアゾスルファピリジンは，軽症例には有効であるが，治療抵抗性クローン病に対する有効性は低く，投与の適応はないため，(5) は誤り．

解答　d

問題 32 （2007 年出題）

組合せで正しいのはどれか．2つ選べ．

a．Cronkhite-Canada 症候群……………色素沈着
b．若年性ポリポーシス…………………炎症性ポリープ
c．Turcot 症候群…………………………顔面丘疹
d．Gardner 症候群………………………常染色体劣性遺伝
e．家族性大腸腺腫症……………………デスモイド腫瘍

問題 33 （2007 年出題）

70歳の女性．下血と労作時の息切れを主訴に来院した．血液検査：赤血球265万，Hb 6.5 g/dl．小腸X線造影写真（図1），ダブルバルーン小腸内視鏡写真（図2）および生検組織写真（図3）を示す．
診断はどれか．

a．小腸癌
b．悪性リンパ腫
c．平滑筋肉腫
d．脂肪腫
e．メッケル憩室

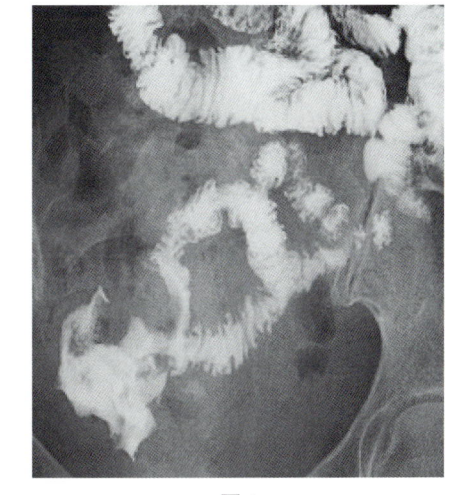

図1

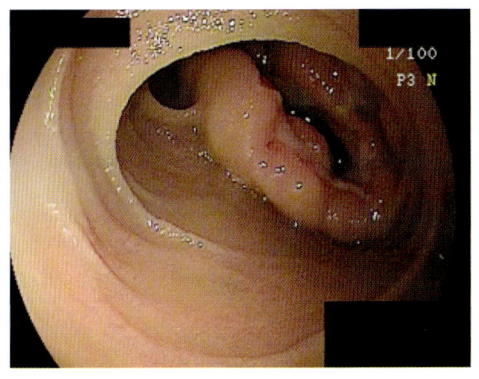

図2 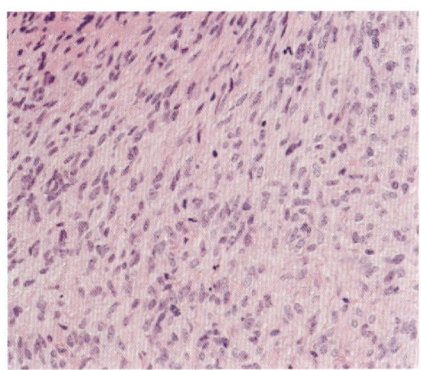　　図3

解 説

問題 32

消化管ポリポーシスおよびその類縁疾患に関する設問である.
Cronkhite-Canada 症候群は，非遺伝性の原因不明の疾患で，蛋白漏出による低栄養，色素沈着，爪甲萎縮，脱毛をともなう．消化管ポリープは何らかの炎症性機序によるとされる嚢胞状拡張腺管が主病像の非腫瘍性病変である．若年性ポリポーシスは常染色体優性遺伝を示し *JP1*, *SMAD4* の遺伝子変異が報告されている．ポリープは過誤腫であるが大腸癌のリスクが高く，中枢神経系，骨格系，心血管系の奇形を伴う．Turcot 症候群は常染色体劣性遺伝で *PMS2* 遺伝子の異常が考えられている．髄芽腫を主とする中枢神経系腫瘍を合併し，大腸腺腫，大腸癌を若年で発症し予後は不良である．家族性大腸腺腫症は，*APC* 遺伝子の異常による常染色体優性遺伝で，高率に癌化するが，種々の亜型を有することがわかっている．骨腫，デスモイド腫瘍をはじめとする軟部腫瘍と，網膜色素上皮肥厚を伴うことがある．大腸以外にも，十二指腸や胃に腺腫や癌を伴うこともあり注意が必要である．以前は家族性大腸腺腫症に骨腫，軟部腫瘍を伴うものを Gardner 症候群としていたが，現在，両疾患は同一のものとされている．
したがって，正しいのは a, e の 2 つである．

解答　a，e

問題 33

下血と息切れが主訴の患者であり，小腸に対する各種の画像ならびに組織学的検査で鑑別が行われる．小腸 X 線検査では，下部回腸に大きな不整形のバリウム貯留があり，管腔側に生じた大きな潰瘍の存在が疑われる．その所見でいくつかの疾患を鑑別する必要がある．大きな潰瘍であるが，小腸の管腔は狭小化しておらず，バリウムの通過も良好である．潰瘍の周囲には腸索を圧排する腫瘤の様相もみられる．
小腸内視鏡検査では，腫瘤があり辺縁は滑らかに盛り上がっており，粘膜下腫瘍といえる．しかし，隆起の頂部には非常に深い潰瘍が形成されている．
その生検組織標本では，索状配列した紡錘形腫瘍細胞が密に見られる．
以上から，c. 平滑筋肉腫と診断される．主な鑑別疾患について述べる．

a．小腸癌：深い潰瘍と腫瘤から鑑別が必要である．癌では，管腔狭小化を伴うことがほぼ必発であるから，除外できる．
b．悪性リンパ腫：鑑別が難しい X 線像である．内視鏡像も鑑別が難しい．しかし，生検組織像から，リンパ腫は否定できる．
d．脂肪腫：通常，潰瘍はなく，辺縁スムースな親指状の形態を呈する粘膜下腫瘍である．X 線像が大きく異なる．
e．メッケル憩室：腸管外にのびる管腔が描出されると診断される．通常内腔は辺縁スムースであり，潰瘍は呈さない．

解答　c

問題 34 （2007 年出題）

 20歳の男性．排便時の出血，排便困難およびポリープの肛門脱出を主訴に来院した．大腸内視鏡では肛門管直上に全周性に亜有茎性のポリープを多数認めた（図）．生検では上皮下に平滑筋と膠原線維の増生が認められた．
 正しいのはどれか．

a．直腸切断術を予定する．
b．排便習慣を詳細に聴取する．
c．ポリペクトミーで治療する．
d．ポリープは過誤腫である．
e．p53 染色が有用である．

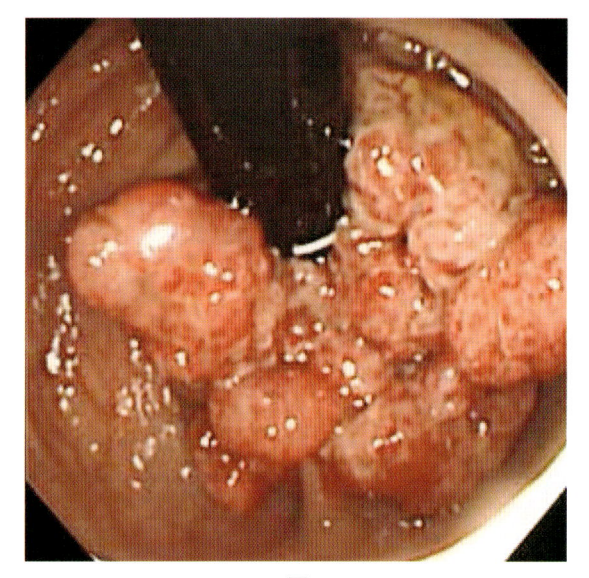

図

解説

問題 34

　ポイントは，排便困難とポリープの肛門脱出，そして生検での平滑筋と膠原線維の増生である．これらより，まず思い描くべきは，直腸粘膜脱症候群（mucosal prolapse syndrome：MPS）である．鑑別すべきは，直腸癌，悪性リンパ腫，粘膜下腫瘍，若年性ポリープ，腺腫，その他の良性腫瘍，あるいは炎症性腸疾患であるが，症状，組織像より直腸粘膜脱症候群と診断することは容易である．

　直腸粘膜脱症候群は，直腸内に粘膜脱出（膨隆）という病態によって表現される疾患群の総称である．これには，直腸孤立性潰瘍（solitary ulcer of the rectum），深在性囊胞状大腸炎（colitis cystica profunda）などがふくまれる．

　臨床症状は，出血，粘液分泌，肛門痛，残便感，便秘，排便困難，テネスムスなどの排便異常が主な症状である．排便状況は，排便時間が長い，強いいきみを要するなどの症状を訴えるものが多く，いわゆる strainer が特徴的とされるが，患者自身に自覚のないもの，排便異常のないものも中には存在する．本疾患に関する知識と注意深い問診が正しい診断につながる．

　病変は前壁に多く，肛門管直上の隆起性病変では，表面は粗造ないし平滑でびらん，潰瘍を伴う．これより上方に発生する潰瘍形成型では，潰瘍は浅く，白苔を伴い，潰瘍辺縁に紅暈，または炎症性の低い隆起，周堤を伴うこともある．また，高度の炎症により狭窄を伴うこともある．

　病理所見では，粘膜表層の粘膜過形成変化と毛細血管の拡張，増生，線維芽細胞，平滑筋細胞の増生を伴う．これより深層では粘膜固有層で線維芽細胞，平滑筋細胞の増生が顕著でいわゆる線維筋症（fibromuscular obliteration）が特徴的である．p53 染色は潰瘍性大腸炎における異型性粘膜，あるいは colitic cancer の検出に有効な手段であるが，本例に関しては意義は乏しい．

　保存的治療として，排便習慣の是正が必要であり，過度のいきみをやめさせ，長時間の排便時間を短縮させる．また，緩下剤，食物繊維の服用は排便状況の改善に有用である．粘膜脱が高度なもの，保存的治療によって改善の得られないものには，局所切除が有効であるが，なによりも過度の外科的侵襲は慎むべきである．

解答　b

問題 35 (2007年出題)

38歳の男性．血便を主訴に来院した．生来健康である．血液検査：Hb 8.3 g/dl，白血球 14,000，CRP 2.4 mg/dl，肝機能異常なし．S状結腸から下行結腸にかけての大腸内視鏡写真を示す．

考えられるのはどれか．

a．家族性大腸腺腫症
b．悪性リンパ腫
c．腸結核
d．クローン病
e．潰瘍性大腸炎

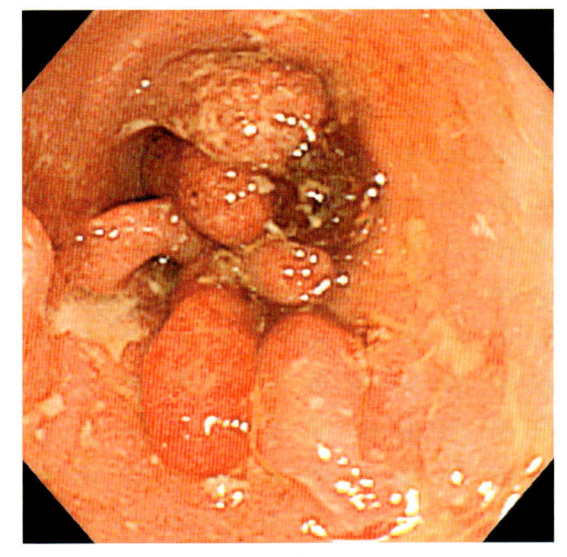

図

解 説

問題 35

血便，貧血，炎症所見を有する患者で，S状結腸から下行結腸にかけての内視鏡写真一枚を読影する問題である．

内視鏡像は，びまん性大腸炎の所見（易出血性粘膜，びらん，潰瘍，多発隆起）であるが，隆起が多発し，ポリープ様にも見える．その内視鏡的鑑別を下記の疾患から行う問題である．家族性大腸腺腫症，悪性リンパ腫，腸結核，クローン病，潰瘍性大腸炎が鑑別疾患としてあげられている．順次，解説する．

a．（×）家族性大腸腺腫症：炎症はなく，上皮性の隆起（腺腫）が主体の病変であるので，この内視鏡には該当しない．
b．（×）悪性リンパ腫：びらんを伴うことはあるが，基本的には粘膜下腫瘍が主体の病変であるから，除外される．
c．（×）腸結核：潰瘍や狭窄などの炎症が粘膜に生じる．しかし，隆起性病変は炎症性ポリープ以外には生じ得ないので，この内視鏡像には該当しない．
d．（×）クローン病：潰瘍性大腸炎とは鑑別が難しいことがある．基本的には，縦走する潰瘍と敷石像（隆起）が基本病変である．しかし，潰瘍の様相は介在する正常粘膜をおいて飛び石様に認められることが多い．本内視鏡像はびまん性炎症であり，クローン病病変とは異なる．
e．（○）潰瘍性大腸炎：びまん性の炎症と粘膜びらん，潰瘍に加えて炎症性ポリープを形成することがある．本例ではポリープが多発しており，偽ポリポーシスの様相を呈している．

以上から，本内視鏡像からは，潰瘍性大腸炎が正解である．

解答　e

問題 36 （2007 年出題）

22歳の男性．HIV 感染者．腹痛，食欲不振および血性下痢が3週間続いている．便培養は異常なし．大腸内視鏡検査では大腸粘膜に多発するびらんと潰瘍を認めた．生検では核の大型化と濃縮および細胞質の封入体を多数認めた．
治療薬はどれか．

a．ピリメタミン
b．ペンタミジン
c．クラリスロマイシン
d．アシクロビル
e．ガンシクロビル

問題 37 （2008 年出題）

ダンピング症候群について正しいのはどれか．

a．早期ダンピング症候群はインスリン過剰分泌が原因である．
b．早期ダンピング症候群は発疹が出現する．
c．晩期ダンピング症候群の治療法は手術である．
d．早期ダンピング症候群はセロトニン分泌が亢進する．
e．早期ダンピング症候群の食事療法は高糖質，低蛋白である．

解　説

問題 36

　免疫不全状態である HIV 感染者はウイルス性，細菌性，原虫などにより種々の感染症を引き起こすことが知られている．その中で cytomegalovirus（CMV）腸炎は日和見感染として重要な疾患の一つである．

　臨床症状としては，下痢，下血，腹痛などが多く，発熱などの全身症状を来たすこともある．内視鏡所見では，好発部位に一定した報告はなく，打ち抜き様潰瘍が特徴的とされるが，縦走潰瘍，地図状潰瘍，びらん，発赤など多彩な肉眼所見を呈する．感染細胞は，潰瘍底肉芽組織内の血管内皮細胞，線維芽細胞に見られることが多い．感染細胞は巨細胞化し，HE 染色で特徴的な好塩基性の大型核内封入体（owl's eye）と粗大顆粒状の細胞質封入体を形成する．

　国際 CMV 会議による CMV 感染症の診断基準は，①臨床症状がある，②臓器病変がある，③病変組織中の CMV の証明の 3 つを満たすことが必要である．ウイルスの証明には培養，細胞内核内封入体の証明，免疫染色，PCR 法などがある．本症例では，①消化器症状（腹痛，血性下痢）があり，②大腸粘膜にびらん，潰瘍が存在し，③封入体が認められていることから CMV 腸炎と診断される．なお，実地臨床では③の代わりに，血液中 CMV 抗原陽性でも診断が可能とされる場合がある．治療としては，ガンシクロビル，CMV 抗体高力価γグロブリン製剤が用いられる．

解答　e

問題 37

　食物が小腸へ急速大量に流入することによって生じる症候群であり，胃切除を受けた患者に生じる疾患である．食物摂取後に発生するが，その発症時間と病態の違いから早期ダンピング症候群と後期（晩期）ダンピング症候群の 2 つに分類される．

　早期ダンピング症候群は小腸に高張な食物が流入し，それに伴って小腸内へ大量の水分が流入，その結果循環血液量が減少し低血圧が引き起こされる．症状は血圧低下に伴う発汗，吐き気，めまい，脱力感等症状を来す．食事後 30 分程度で発症する．

　一方，後期（晩期）ダンピング症候群は急速大量に小腸に流入した食物を吸収することで一過性の高血糖になり，それに反応して大量に分泌されるインスリンのため低血糖になるという病態である．症状は低血糖に伴う症状であり，発汗，たちくらみ，めまいなど．失神をきたすこともある．食後 2〜3 時間後に生じる．高蛋白低炭水化物，時間をかけて食事するなどの食事療法で改善する．

a．（×）晩期ダンピング症候群の誤り．
b．（×）早期ダンピング症候群の症状は発汗，嘔吐，頻脈，腹痛であり，発疹は出現しない．
c．（×）食事療法が中心で手術は稀である．
d．（○）大量の食物が小腸へ流入するため消化管ホルモンの分泌が亢進する．
e．（×）高蛋白低炭水化物の誤り．

解答　d

問題 38（2008 年出題）

大腸憩室症について**誤っている**のはどれか．

a．出血は主な合併症である．
b．S状結腸は好発部位である．
c．真性憩室である．
d．高齢者に多い．
e．腸内圧上昇は発生要因となる．

問題 39（2008 年出題）

30歳の女性．以前より再発性の口腔内アフタを認めていた．発熱，右下腹部痛，下痢を主訴に来院した．回盲部と回腸の内視鏡像を図に示す．
疾患について，**誤っている**のはどれか．2つ選べ．

a．大腸癌の合併率が高い．
b．手術後の再発率が高い．
c．ぶどう膜炎を合併する．
d．複雑痔瘻を高率に合併する．
e．陰部潰瘍を伴う．

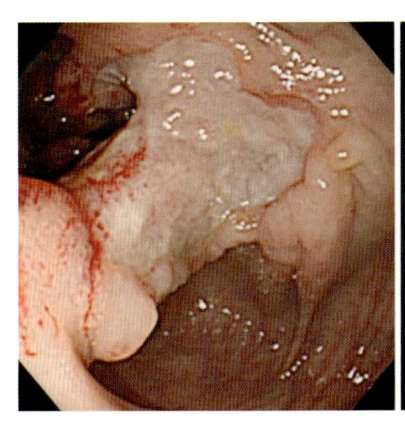

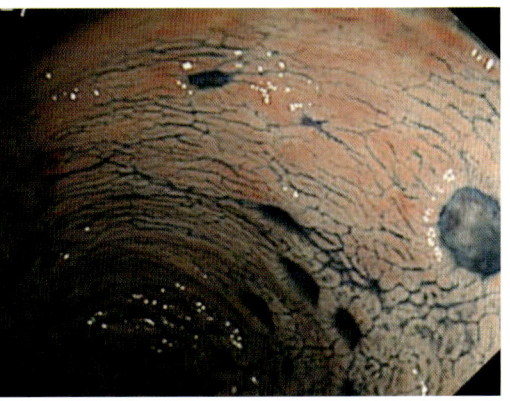

図

解　説

問題 38

　大腸憩室症の罹患率は，注腸造影検査では 10.9〜39.7％ にみられるが，そのほとんどは無症状である．合併症としては憩室炎，出血などがあるが，その頻度は本邦では出血が 4％，憩室炎は 2.5％ とされる．憩室炎が高度となると，狭窄，穿孔，膀胱との瘻孔形成を伴うこともある．

　大腸憩室は発生部位により，右側結腸に発生する右側型，左側結腸に発生する左側型と両側に発生する両側型に分類される．発生部位は，欧米では S 状結腸を中心とする左側型が多いのに対し，本邦では，右側型が多いのが特徴である．しかし，1980 年代，右側型が 75％ を占めていたのに対し，2005 年の報告では右側型は 52〜62％ と減少傾向で，両側型が増えていく傾向にある．

　年齢別の発生頻度をみると，30 歳以下では，わずか 3.5％ にすぎないが 40 歳台では 12.8％，70 歳台では 17.8％ と高齢化とともに増加しており，高齢者に多い疾患といえる．発生頻度の男女差についてみると，従来男性に 2, 3 倍多いとされているが，近年では性差が接近しており，性差のない欧米に近づいてきている．

　大腸憩室のほとんどは，後天性で筋層を欠く仮性憩室である．腸管内圧の上昇により，直動静脈 (vasa recta) が腸壁を貫く部位で脆弱化し粘膜が脱出することが発生機序として考えられている．その要因としては，摂取する食物繊維が減少すると糞便量が減り，蠕動運動が亢進することにより内圧の影響を受けやすい左側結腸，特に S 状結腸に憩室が発生するものと推測されている．高繊維食のアジア，アフリカ諸国に憩室症が少なく，肉食中心の欧米諸国で高頻度であること，近年，食生活の欧米化が著しい本邦で増加傾向であることはこの仮説を支持するものとされる．

解答　c

問題 39

　本問題は，腸管ベーチェット病と他の炎症性腸疾患とを鑑別すべき基本事項を問うている．大腸内視鏡画像においては，左図で回盲部の比較的深い潰瘍形成（深掘れ潰瘍）とそれによるバウヒン弁の破壊が認められ，右図では多発する類円形潰瘍が回腸に認められる．また病歴に再発性口腔内アフタとの記述が有り，本症例を腸管ベーチェット病と診断するのは比較的容易である．

　ベーチェット病の特有な症状は，再発性口腔内アフタ性潰瘍，外陰部潰瘍，ぶどう膜炎に代表される眼症状や結節性紅斑などの皮膚症状である．腸管ベーチェット病に関連して大腸癌発症率が上昇する事実はなく，a は潰瘍性大腸炎に該当する事象である．d はクローン病の特徴である．以上より正解は a, d である．

解答　a，d

D. 肝

問題 40 (2007 年出題)

53歳の男性．健診で肝機能障害を指摘され来院した．血液検査：T. Bil 0.5 mg/dl, ZTT 5.0 単位, AST 41 IU/l, ALT 64 IU/l, ALP 360 IU/l（基準 100〜300），γ-GTP 101 IU/l, HBs 抗原陰性, HCV 抗体陰性, 抗核抗体陰性．飲酒歴なし．薬物服用歴なし．肝組織の鍍銀染色像を示す．

診断はどれか．

a．原発性硬化性胆管炎
b．特発性門脈圧亢進症
c．原発性アミロイドーシス
d．非アルコール性脂肪肝炎
e．原発性胆汁性肝硬変

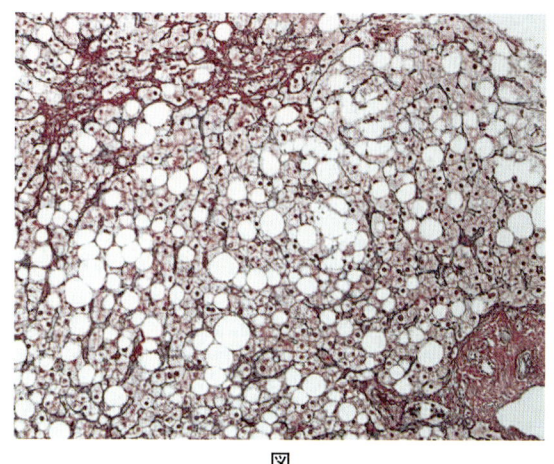

図

問題 41 (2008 年出題)

劇症肝炎で**誤っている**のはどれか．

a．血清 HGF 低下
b．血清 BUN 低下
c．血漿メチオニン上昇
d．コリンエステラーゼ低下
e．直接ビリルビン/間接ビリルビン比低下

解　説

問題 40

検査データでは，ALT 優位の軽度のトランスアミナーゼ上昇と軽度の胆道系酵素の上昇を認める．胆道系酵素の上昇が軽度であるので，原発性硬化性胆管炎，原発性アミロイドーシス，原発性胆汁性肝硬変は，やや否定的である．特発性門脈圧亢進症では，トランスアミナーゼや胆道系酵素の異常は軽微なことが多く，これもやや否定的である．

組織所見では，大滴性の脂肪沈着，図左上の中心静脈域に線維化と肝細胞周囲の線維化を認める．肝細胞の ballooning，炎症細胞浸潤は鍍銀染色のため確認しづらいが，非アルコール性脂肪肝炎に矛盾しない所見である．図右下の門脈域の胆管は正常であり，原発性硬化性胆管炎や原発性胆汁性肝硬変は否定的である．また，アミロイドーシスに特徴的な細胞内の無構造物も確認できない．特発性門脈圧亢進症の特徴である異常門脈枝の増生もない．

解答　d

問題 41

劇症肝炎とは，肝炎のうち症状発見後 8 週間以内に高度な肝機能障害に基づいて肝性昏睡 II 度以上の脳症をきたし，プロトロンビン時間 40％以下を示すものと定義されている．

基本的な病態は重篤な肝細胞機能障害，肝再生不全，肝性脳症であり，これに全身の臓器障害が合併する．

a．（×）HGF（hepatocyte growth factor）は劇症肝炎患者血漿から単離・精製された増殖因子である．その生理作用としては，細胞増殖作用，血管新生作用，抗アポトーシス作用などが知られている．劇症肝炎時には HGF 値の著しい上昇が認められるが，原因として，①広範な肝細胞壊死により標的細胞である肝細胞が減少すること，②肝組織における HGF 産生が増加することが考えられている．急性肝炎患者の HGF 値は重症患者で"より上昇する"こと，また劇症肝炎患者のうち死亡例は生存例に比して有意に HGF 値が高値であることなどから，劇症肝炎の早期診断や予後予測に有用とされている．

b．（○）肝細胞機能障害により尿素サイクルの活性が低下することで，アンモニアからの尿素窒素の生成が落ちるために，血清 BUN 値は低下する．

c．（○）メチオニンは必須アミノ酸の一つである．メチオニンや芳香族アミノ酸は主として肝臓で代謝されるために，劇症肝炎では濃度が上昇する．

d．（○）劇症肝炎時には肝臓で合成されるコリンエステラーゼは，肝細胞の合成能の低下のため低値となる．

e．（○）ビリルビン抱合能の低下から直接ビリルビン値の低下を認める．その結果，間接ビリルビンが上昇し，直接ビリルビン/間接ビリルビン比は低下する．

解答　a

問題 42（2006 年出題）

ヘモクロマトーシスについて正しいのはどれか．

(1) 腹部 CT で肝は低吸収になる．
(2) 血清フェリチンが増加する．
(3) 不飽和鉄結合能が低下する．
(4) 血清鉄が上昇する．
(5) 肝細胞癌の合併はまれである．

〈解答群〉　a．(1) (2) (3)
　　　　　　b．(1) (2) (5)
　　　　　　c．(1) (4) (5)
　　　　　　d．(2) (3) (4)
　　　　　　e．(3) (4) (5)

問題 43（2006 年出題）

25 歳の医療従事者が B 型肝炎患者の血液の付着した針を誤って指先に刺してしまったため，その場ですぐに流水下で受傷部を絞り出すように充分洗浄した．これまでに B 型肝炎ワクチンの接種歴はなく，検査したところ HBs 抗原陰性，HBs 抗体陰性であった．
適切な対応はどれか．

(1) 副腎皮質ステロイド薬を投与する．
(2) 患者が HBe 抗原陽性であれば B 型肝炎ワクチンを接種する．
(3) 48 時間以内に抗 HBs 人免疫グロブリン（HBIG）を接種する．
(4) インターフェロン治療を開始する．
(5) ラミブジンの内服を行う．

〈解答群〉　a．(1) (2)
　　　　　　b．(1) (5)
　　　　　　c．(2) (3)
　　　　　　d．(3) (4)
　　　　　　e．(4) (5)

解　説

問題 42　ヘモクロマトーシスは全身性の鉄過剰症によって臓器障害が発現する疾患である．遺伝性ヘモクロマトーシスは常染色体劣性遺伝をする疾患で，HFE 蛋白の異常で鉄吸収が増加する．日本では極めてまれである．二次性ヘモクロマトーシスは原疾患に伴う二次的なもので，無効造血を来す疾患や頻回に輸血を必要とする疾患に併発する．

ヘモクロマトーシスでは体内に鉄が過剰に蓄積するため，検査所見では血清鉄上昇，トランスフェリン飽和率上昇（不飽和鉄結合能の低下），血清フェリチン値の著増がみられる．腹部 CT では，鉄過剰沈着により肝は高吸収となり，典型的な場合は単純 CT で white liver を呈する．死因としては肝細胞癌，心疾患，肝不全が主なものであり肝細胞癌の合併はまれではない．

解答　d

問題 43　針刺しによる B 型肝炎ウイルス（HBV）汚染事故の対応についての問題である．

設問にある流水下での受傷部の洗浄は，汚染血液の血中への侵入を最小限にする効果があり初期対応として重要である．次に，被汚染者（事故を起こした本人）の HBs 抗原と HBs 抗体が不明の場合はこれを至急検査する．HBs 抗原陽性であればすでに HBV に感染しているので感染予防の必要はない．また，HBs 抗体は中和抗体であるので，これが陽性の場合も感染予防の必要はない．しかるに，両者陰性の場合はできるだけ早く（少なくとも 48 時間以内）高力価 HBs 人免疫グロブリン（HBIG）を投与し感染予防を行う．汚染源が HBe 抗原陽性で感染力が強い場合，HBIG 単独の予防では約 20% で感染が起こってしまう．このため HB ワクチンを併用することが推奨されており，この併用によりほとんどの症例で感染予防が可能である．汚染源が HBe 抗体陽性の場合は HBIG 単独で感染予防が可能であり，HB ワクチンの併用は必須ではない．しかし，汚染事故は同一の人が繰り返し起こすことが多いので，ワクチンを併用し能動的に HBs 抗体陽性にすることにより将来の感染リスクを軽減することができる．

インターフェロンやラミブジンの感染予防効果は確認されていない．また，副腎皮質ステロイド薬は HBV の増殖を盛んにするので論外である．

解答　c

問題 44 (2007 年出題)

組合せで**誤っている**のはどれか．

a．A 型肝炎……………………再生不良性貧血
b．B 型肝炎……………………Gianotti 病
c．C 型肝炎……………………クリオグロブリン血症
d．自己免疫性肝炎………………慢性甲状腺炎
e．原発性胆汁性肝硬変…………潰瘍性大腸炎

解　説

問題 44

a．(○) A型肝炎は約1%の劇症化例を除いては，治癒が遷延する場合や肝酵素の上昇が二峰性を呈する場合が稀にあるが，慢性化することはなく予後は良好である．肝外合併症として，急性腎不全，再生不良性貧血，溶血性貧血などを認めることがあり，時に重篤となる．

b．(○) Gianotti病は，B型肝炎ウイルス感染によりおこる幼小児のウイルス性発疹である．3～4mm程度の掻痒を伴わない淡紅色の扁平丘疹が，多くは下肢末端から左右対称性に，臀部や上肢，顔面へと上行し広がる．

c．(○) C型肝炎ウイルスが関係する肝外病変は多彩であり，膜性増殖性糸球体腎炎，晩発性皮膚ポルフィリン症，シェーグレン症候群，悪性リンパ腫，扁平苔癬，クリオグロブリン血症などが報告されている．

d．(○) 自己免疫性肝炎患者の約30%に他の自己免疫疾患の合併を認め，頻度の高いものとして慢性甲状腺炎，関節リウマチ，シェーグレン症候群などがあげられる．

e．(×) 原発性胆汁性肝硬変患者の20～60%に自己免疫疾患の合併が認められる．その中でも潰瘍性大腸炎も稀ではあるものの合併を認めており，全くの誤りとは言い難い．しかしながら潰瘍性大腸炎の合併が高頻度な肝胆道系疾患としては，原発性硬化性胆管炎があげられる．わが国では原発性硬化性胆管炎の10～20%に潰瘍性大腸炎の合併を認める．

したがって，組合せで間違っているものはeである．

解答　e

問題 45（2007 年出題）

妊娠時に**変化しない**のはどれか．

a．ALP
b．アルブミン
c．コレステロール
d．ALT
e．フィブリノゲン

問題 46（2007 年出題）

肝移植のミラノ基準について正しいのはどれか．

a．多発であれば 3 cm，4 個以内，単発では 5 cm 以内
b．多発であれば 3 cm，3 個以内，単発では 5 cm 以内
c．多発であれば 3 cm，3 個以内，単発では 6.5 cm 以内
d．多発であれば 4.5 cm，3 個以内，単発では 6.5 cm 以内
e．腫瘍個数 5 個以内かつ腫瘍最大径 5 cm 以内

解　説

【問題 45】
　日常診療においてよく用いられる肝機能などが，妊娠時にいかに変化するかを問うている問題．各臨床検査が，生理学的にいかなる意味をもっているかについて理解が無いと，正答するのは難しい．
　aのALPについては，胎盤由来のもので上昇することは耳にしたことがあるかもしれない．bのアルブミンは，妊娠中は低下する．ことに妊娠初期の低下が早いとされている．その後の低下は緩徐となるが非妊娠時に比べると低値で経過する．cのコレステロールは，妊娠初期は低下し，その後上昇に転じる．eのフィブリノゲンに関しては妊娠期にかけて上昇することが知られている．
　一方，dのALTに関しては，妊娠期で変化することは一般的にはなく，したがってこの値が変化するときは，何らかの肝細胞障害の機序が働いていることを示唆する．同様のことはLDHにも言われており，これらが異常高値を示す場合は，何らかの異常があるという注意が必要である．妊娠期の特異的な疾患にHELLP症候群というものがあり，これはhemolysis, elevated liver enzyme, low plateletsの3つの徴候の頭文字をつなげたものであり，知識としては知っておく必要がある．

解答　d

【問題 46】
　ミラノ基準はMazzaferroら（Mazzaferro V, et al. Liver transplantation for the treatment of small hepatocellular carcinomas in patients with cirrhosis. N Engl J Med. 1996；334：693-699）によって報告された，肝硬変を伴う肝細胞癌症例に対する肝移植成績から提唱された基準である．
　3 cm 3個以内，あるいは5 cm以内単発というミラノ基準内の肝細胞癌症例に対する肝移植成績が，ミラノ基準外のそれより極めて良好であることから，現在，肝細胞癌症例に対する肝移植の適応基準となっている．本邦においてもミラノ基準内の肝細胞癌を持つ肝機能障害例に対する生体肝移植は保険適用となっている．

解答　b

問題 47 （2007 年出題）

ヘモクロマトーシスについて**誤っている**のはどれか．

　　a．CT で肝吸収値が増加する．
　　b．糖尿病を高頻度に合併する．
　　c．不飽和鉄結合能が低下する．
　　d．皮膚色素沈着を示す．
　　e．肝細胞癌の合併はまれである．

問題 48 （2007 年出題）

原発性胆汁性肝硬変に合併しやすいのはどれか．2 つ選べ．

　　a．慢性甲状腺炎
　　b．強皮症
　　c．潰瘍性大腸炎
　　d．シェーグレン症候群
　　e．SLE

解　説

問題 47

　ヘモクロマトーシスは全身性の鉄過剰により，臓器の実質細胞に鉄が沈着し臓器障害を起こす疾患である．遺伝性と二次性のヘモクロマトーシスに分類されるが，日本では二次性がほとんどで，頻回の輸血によるものが最も多い．
　肝の鉄沈着が過剰になると肝の CT 値が上昇し，さらに高度になると，いわゆる white liver を呈する．ヘモクロマトーシス患者では高頻度に糖尿病を合併する．その機序としては，鉄沈着による膵β細胞の障害や肝硬変の合併があげられる．ヘモクロマトーシスでは鉄過剰により血清鉄，トランスフェリン飽和率，血清フェリチンの上昇がみられ，結果として不飽和鉄結合能が低下する．皮膚色素沈着も高頻度である．特に露出部に多く，メラニンが沈着する．肝細胞癌の合併は高頻度であることが知られている．C 型肝炎合併の影響も示唆されていたが，単独でも肝細胞癌の高危険グループである．過剰に沈着した鉄が酸化ストレスを発生し遺伝子を損傷することや，肝硬変への進行が発癌を促進することが機序として考えられている．
　よって，誤っているのは e である．

　　　解答　e

問題 48

　原発性胆汁性肝硬変（PBC）は，胆汁うっ滞を病態の主体とする疾患であるが，その病因としては何らかの自己免疫機序の関与が想定されている．抗ミトコンドリア抗体（AMA）は PBC の診断に極めて有用な自己抗体であるが，他の抗核抗体などの自己抗体もしばしば陽性となることが知られている．他にも陽性率が高いものとして知られているものに抗セントロメア抗体がある．
　PBC の合併症として，他の自己免疫性疾患があるが，その中でも頻度が高いものとして特にシェーグレン症候群が有名である．その他にも，慢性甲状腺炎も比較的よく知られている．選択肢にはないものの，他にも関節リウマチ（RA）の合併も報告されている．設問の選択肢にある b の強皮症と e の SLE についてはそれほど多いものでなく，c の潰瘍性大腸炎については，別の胆汁うっ滞性肝疾患である原発性硬化性胆管炎（PSC）の主要な合併症として知られるものである．

　　　解答　a，d

問題 49 (2007 年出題)

肝海綿状血管腫について正しいのはどれか．2つ選べ．

- a．5 cm 以上のものは切除すべきである．
- b．TAE が治療の第一選択である．
- c．dynamic CT の後期相で低吸収域となる．
- d．血液凝固障害を合併する場合は治療の適応である．
- e．MRI の T2 強調像にて著明な高信号となる．

問題 50 (2007 年出題)

肝移植について正しいのはどれか．

- a．肉眼的門脈侵襲を伴う肝細胞癌は肝移植の適応ではない．
- b．代謝性疾患による肝硬変は肝移植の適応とならない．
- c．生体肝移植では HBs 抗原陽性者もドナーとなる．
- d．本邦では姻族からの生体肝移植は認められていない．
- e．現在までに本邦での生体肝移植でドナーの死亡例はない．

解 説

問題 49
　肝血管腫は肝原発の良性腫瘍の中で最も頻度が高い非上皮性の腫瘍であり，スクリーニング検査として行われる腹部超音波検査で発見される機会が多い．海綿状血管腫，毛細管性血管腫，静脈性血管腫に分類されるが，海綿状血管腫の頻度が最も高い．
　通常は無症状であるが，巨大なものでは腹痛，腹部不快感を認める場合がある．また，Kasabach-Merritt 症候群では血管内凝固異常をきたし，出血傾向を示すこともある．10 cm を超えるものでは，それ以下のものに比べ破裂の危険性が高くなると言われている．造影 CT 早期相では辺縁に濃染を認め，時間がたつにつれ造影効果は中心部に広がり，後期相まで持続する．MRI T2 強調像では著明な高信号（very high signal）を示すのが特徴である．治療適応に関しては一定の見解は得られていないが，①自覚症状を有する場合，②出血傾向などの合併症を有する場合，③増大傾向であり巨大化する可能性のある場合，④破裂の危険性が高い（最大径 10 cm 以上）場合，などが治療の対象と考えられている．治療法は外科的切除が唯一の根治的治療であるが，対症療法として肝動脈塞栓術，放射線治療などが行われている．
　したがって，本設問では d，e が正解である．

解答　d，e

問題 50
　肉眼的門脈侵襲や遠隔転移を伴う肝細胞癌はその成績が極めて不良であることから，肝移植は適応とならない．糖原病，Wilson 病，α1-antitrypsin 欠損症などの代謝性疾患による肝硬変は肝移植の適応である．HBs 抗原陽性者からの肝移植ではレシピエントで B 型肝炎が発症するため，ドナーとしては不適である．
　日本移植学会の倫理指針では臓器提供を 6 親等以内の血族と 3 親等以内の姻族からに限定している．本邦において現在までに 1 例のドナー死亡がみられている．その結果，脂肪肝，特に NASH への注意や適正なドナー残肝を確保することなどが提言されている（移植 2004；39：47-55）．以上より正答は a である．

解答　a

問題 51 (2007 年出題)

有効なワクチンがあるのはどれか．2つ選べ．

　　a．A 型肝炎ウイルス
　　b．B 型肝炎ウイルス
　　c．C 型肝炎ウイルス
　　d．E 型肝炎ウイルス
　　e．HIV

問題 52 (2007 年出題)

63 歳の男性．肝硬変で通院中に肝腫瘤を指摘された．血液検査：Hb 14.7 g/dl，白血球 4,900，血小板 10 万，PT 90％，T. Bil 0.7 mg/dl，Alb 3.6 g/dl，AST 80 IU/l，ALT 47 IU/l，γ-GTP 38 IU/l，ICG 15 分停滞率 24％，HBs 抗原陰性，HCV 抗体陽性，AFP 220 ng/ml，PIVKA-Ⅱ 14 mAU/ml．CT を示す．

正しいのはどれか．2つ選べ．

　　a．腫瘤は肝右葉後区域にある．
　　b．腫瘤は後期相では isodensity となっている．
　　c．血管腫の可能性が高いので経過観察する．
　　d．ラジオ波焼灼療法の適応である．
　　e．肝右葉切除の適応である．

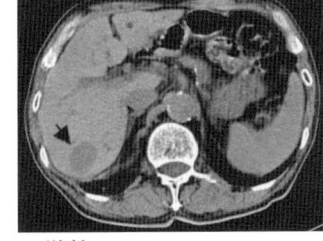

単純CT

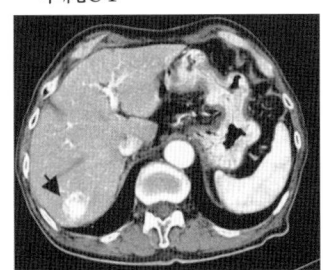

造影CT早期相

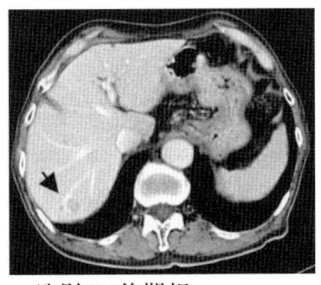

造影CT後期相
図

解　説

問題 51

　ウイルス性肝炎には，A 型，B 型，C 型，D 型，E 型などがあり，A 型肝炎ウイルスに対しては HA ワクチンが，B 型肝炎ウイルスに対しては HB ワクチンがそれぞれある．C 型肝炎ウイルス，E 型肝炎ウイルス，HIV に対するワクチンは現在まだない．

　A 型肝炎は経口感染を起こすが，衛生状態がよくなっているわが国では感染者が減少している．しかし，海外では依然感染率が高い地域があり，そのような地域に渡航する場合には，前もってワクチンを接種することが望ましい．1994 年に不活化ワクチンが認可され，現在はこれが用いられている．B 型肝炎ウイルスに対しては，海外の先進国では，ほとんどの国で国民全員を対象とした予防接種が行われている．わが国では B 型肝炎ウイルスを持つ母親から生まれる子供，医療関係者，HBV キャリアの家族（特に配偶者）などに対してワクチン接種を行っている．

　母子感染対策は 80 年代の半ばから徹底されるようになり，新生児には免疫グロブリンとワクチンを接種して，母子感染を防ぐことができるようになった．

解答　a，b

問題 52

　患者は HBs 抗原陰性，HCV 抗体陽性であり，血液検査結果から C 型肝硬変と考えられる．さらに AFP 値の上昇より肝細胞癌の存在が示唆される．

　CT にて腫瘍は右肝静脈の背側に位置し肝右葉後区域に存在している．腫瘍は単純 CT にて約 25 mm 大の低吸収域として認められ，造影 CT 早期相で濃染され，後期相では周辺肝実質より低吸収域となっており，典型的な肝細胞癌の造影パターンを呈している．一方，血管腫では造影直後に辺縁に結節状の濃染を認め，時間が経つにつれ中心部に広がること，また造影効果が遅延することが特徴的である．このように肝細胞癌の造影パターンとは明らかに異なっている．

　治療に関しては肝癌治療アルゴリズムにおいて，肝予備能の分類である Child A または B であり，かつ腫瘍が単発であれば外科的切除や局所療法が推奨されている．本症例では肝性脳症の記載はないものの Child A または B と考えられ，ICG 15 分停滞率が 24% であることから，幕内基準では亜区域切除までが許容範囲と考えられる．したがって，肝右葉切除は困難である．

解答　a，d

問題 53（2006 年出題）

57歳の女性．転倒して腰椎骨折で入院した．単純 CT で肝内に低濃度腫瘤影を認めた．腹部症状は認めない．血液検査：白血球 5,600，赤血球 466 万，血小板 26 万，AST 19 単位，ALT 16 単位，γ-GTP 27 単位，Alb 4.6 g/dl，T. Bil 0.6 mg/dl，HBs 抗原陰性，HCV 抗体陰性．造影 CT（左より早期相，後期相，遅延相）を示す．

正しいのはどれか．

a．経口避妊薬の服用と関連がある．
b．AFP が高値のことが多い．
c．切除標本の割面では中心性瘢痕が特徴である．
d．治療は肝切除が第 1 選択である．
e．経過観察でよい．

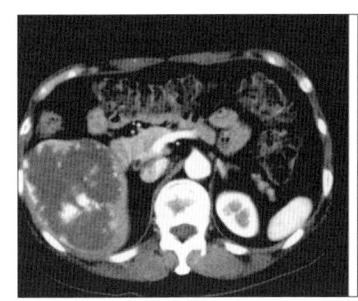

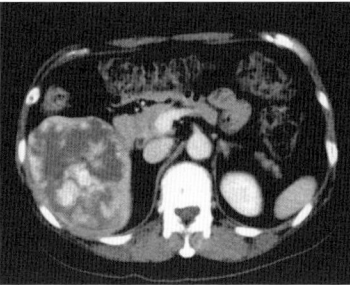

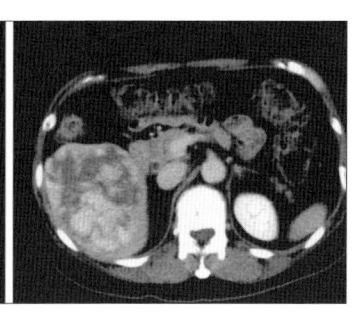

図

解 説

問題 53

　本例では，腰椎骨折に対して行った単純 CT 検査にて低濃度腫瘤性病変が肝内に偶然発見された．腫瘤は比較的大きく境界は明瞭である．造影 CT 検査では，早期相で，点状または結節状の強い早期濃染が腫瘤性病変内に複数観察される．続いて，後期相と遅延相では，この造影効果は濃染部から周囲への連続的な広がりがみられる．さらに，一度濃染された部分はそのまま造影効果が続いている．以上の所見は海綿状血管腫に特徴的と考えられる．通常，血管腫の早期濃染は腫瘤の周辺部から始まることが多いが，本例では中心部からもこの濃染が始まっている．しかし，その後の造影効果の広がりが血管腫の特徴的所見と考えられるので診断上問題はない．

　経口避妊薬と血管腫との関連は否定できないが，一般に経口避妊薬と関連するのは肝細胞腺腫である．血管腫では AFP 高値は示さない．中心性瘢痕が特徴的な病変は限局性結節性過形成である．肝細胞腺腫，肝細胞癌，限局性結節性過形成はいずれも早期濃染するが，通常，点状や結節状ではない．また，後期相まで造影効果は持続しない．血管腫の治療適応は，腹痛や腹部膨満感などの症状がある場合，腫瘍の増大や破裂，血管内凝固異常（Kasabach-Merritt 症候群）がある場合などである．治療としては手術で切除することが最も行われている．しかし，本例では上記の治療適応はなく経過観察で良いと考えられる．

解答　e

E. 胆

問題 54 (2006 年出題)

胆嚢癌の危険因子はどれか．

(1) 傍乳頭憩室
(2) 胆嚢腺筋症
(3) 胆嚢コレステロールポリープ
(4) 膵胆管合流異常
(5) 陶器様胆嚢

〈解答群〉　a．(1)(2)
　　　　　　b．(1)(5)
　　　　　　c．(2)(3)
　　　　　　d．(3)(4)
　　　　　　e．(4)(5)

問題 55 (2006 年出題)

35歳の女性．数か月前から食後に心窩部痛が出現するために来院した．体温36.7℃．血液検査：赤血球432万，白血球7,700，血小板29万，T. Bil 1.4 mg/dl，AST 28単位，ALT 38単位，アミラーゼ150単位，糖83 mg/dl．ERCPを示す．
もっとも考えられる疾患はどれか．

a．総胆管結石
b．原発性硬化性胆管炎
c．Mirizzi 症候群
d．先天性胆管拡張症
e．上部胆管癌

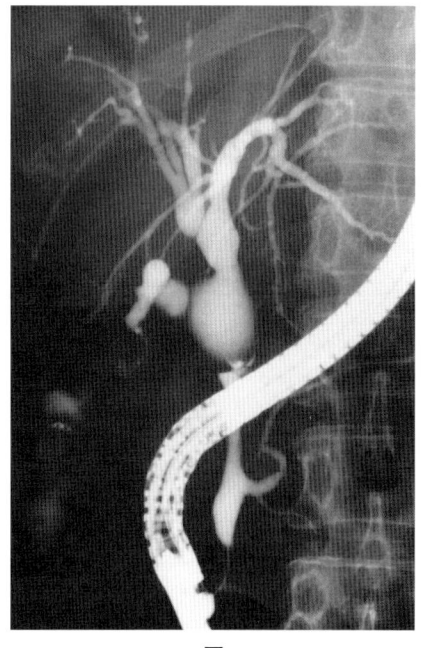

図

解説

問題 54

(1) (×) 傍乳頭憩室は憩室炎，急性膵炎または胆汁排泄障害による胆管炎を起こすことがあるが，胆嚢癌との関係はない．

(2) (×) 胆嚢腺筋症は Rokitanski-Aschoff sinus（RAS）の増殖性病変である．本症が，胆嚢癌の危険因子であるかは議論がある．特に分節型の底部側での癌発生が多いとの報告があり，分離された胆嚢底部側において，うっ滞した胆嚢胆汁による物理化学的刺激が発癌に関わるとの説がある．しかし胆嚢癌に胆嚢腺筋症を合併する頻度が有意に高いという証明はなく，現在のところ明確な前癌病変としての位置づけはなされていない．

(3) (×) コレステロールポリープは，粘膜固有層に存在する増生したマクロファージがリピド（コレステロールエステル）を貪食した状態で，肉眼的にポリープ様構造を呈しているものである．胆嚢癌とは関係ない．

(4) (○) 膵胆管合流異常では，膵液の胆管内逆流による化学的な刺激により胆嚢粘膜に慢性的に炎症が惹起され，癌関連遺伝子の変異から発癌に至るプロセスが想定されている．特に胆管非拡張型に胆嚢癌を合併する頻度は高く，18〜67%とされる．

(5) (○) 陶器様胆嚢は慢性胆嚢炎の終末像である．炎症を繰り返した結果，胆嚢壁が石灰化して陶磁器のように見える状態で，胆嚢癌の高リスク群である．

よって正答は e となる．

解答　e

問題 55

提示された ERCP は，胆管下部の共通管が長く膵胆管合流異常および，上部胆管の囊腫様拡張像を認める．

a は，総胆管内に陰影欠損を認めないので総胆管結石とは診断できない．b は，原発性硬化性胆管炎の特異的所見である胆管のビーズ様変化や，肝内胆管の枯れ枝状変化を認めない．c の Mirizzi 症候群は，胆嚢頚部や胆嚢管に嵌頓した結石や胆嚢炎の波及による総胆管の閉塞をきたす病態であり，この症例のように ERCP で胆嚢が造影されることは少ない．e の上部胆管癌は，胆道拡張症や膵胆管合流異常に合併することがあるが，ERCP 所見では胆管壁の不整像，硬化像，狭窄所見などを認めず，胆管癌との確定診断は困難である．以上のことから，最も疑われる疾患は，d の先天性胆管拡張症である．

先天性胆管拡張症には，膵管胆道合流異常が関係していると考えられ胆道癌，特に胆管癌の合併が約 30%と高率に認められることである．腹痛・黄疸・腫瘤触知が 3 主徴とされ，実際には腹痛が約 80%ともっとも多く，黄疸が 30〜50%，腫瘤触知は約 10%にすぎない．

解答　d

問題 56（2006 年出題）

66 歳の男性．2 週前からの眼球結膜と皮膚の黄染のため来院した．腹部超音波検査で肝内胆管拡張を認める．血液検査：赤血球 431 万，白血球 8,300，血小板 22 万，T. Bil 9.7 mg/dl，D. Bil 6.8 mg/dl，AST 65 単位，ALT 76 単位，ALP 530（基準 260 以下），γ-GTP 122 単位，CEA 2.9 ng/ml，CA19-9 543 U/ml．胆道造影を示す．
正しいのはどれか．

(1) 病変は肝内胆管である．
(2) 減黄チューブは内瘻化されている．
(3) 管腔内超音波検査は有用である．
(4) 副腎皮質ステロイド薬が有効である．
(5) 腹腔神経叢に浸潤しやすい．

〈解答群〉
a．(1)(2)
b．(1)(5)
c．(2)(3)
d．(3)(4)
e．(4)(5)

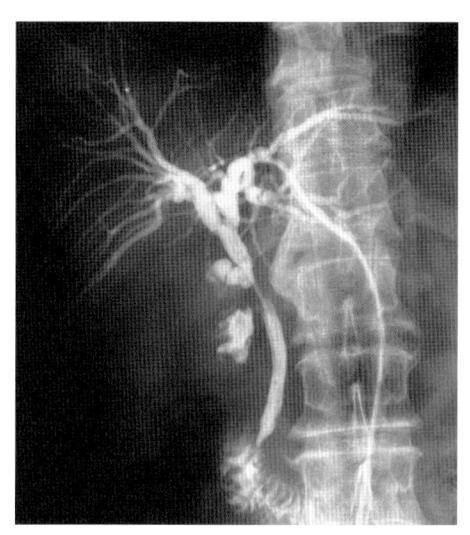

図

問題 57（2007 年出題）

誤っているのはどれか．

a．溶血性黄疸では血清 AST が上昇する．
b．閉塞性黄疸では尿中ウロビリノゲンが強陽性となる．
c．Crigler-Najjar 症候群ではビリルビン抱合が障害される．
d．Dubin-Johnson 症候群では血清直接ビリルビンが上昇する．
e．原発性胆汁性肝硬変の初発症状としては皮膚瘙痒が多い．

解　説

問題 56　胆道造影では，経皮的経肝胆管ドレナージ PTCD チューブが左肝内胆管から挿入され，中部胆管に完全閉塞所見を認めており，胆管癌による閉塞性黄疸と診断される．

(1)について，病変は肝内胆管ではなく，肝外胆管にある．(2)の減黄チューブの先端は，閉塞部を越え下部胆管にまで達しており，内瘻化されている．(3)の管腔内超音波検査は，癌の深達度診断に有用とされている．(4)のステロイド療法は胆管癌には有効ではない．(5)は腹腔神経叢ではなく，胆管癌は肝十二指腸間膜に浸潤しやすい．

したがって，正しいのは (2) (3) となり，正しい解答群は c である．

解答　c

問題 57
a．(○) 赤血球中には AST，LDH，カリウムなどが血清中より高濃度に存在し，血球の破壊により，これらの血清臨床検査値が上昇する．正しい．
b．(×) ウロビリノゲンは，胆汁中の抱合型ビリルビンが腸管でウロビリン体に変化し，腸肝循環を経て大循環に入り尿中に排出されるものである．閉塞性黄疸では，腸肝循環が減少するのでウロビリノゲンは陰性化する．誤りである．
c．(○) Crigler-Najjar 症候群では，bilirubin UDP-glucuronosyl-transferase の異常でビリルビンのグルクロン酸抱合が障害され，間接ビリルビンが上昇する．正しい．
d．(○) Dubin-Johnson 症候群では，抱合されたビリルビンの毛細胆管への排泄の障害があり，直接ビリルビンが上昇する．正しい．
e．(○) 原発性胆汁性肝硬変の初発症状は皮膚掻痒が多く，時に，黄疸，腹水，などの肝不全症状で見つかる．他覚的には，臨床検査値異常，肝脾腫，などで発見され，自覚症状を欠くことも多い．正しい．

解答　b

問題 58（2007年出題）

急性胆管炎について正しいのはどれか．2つ選べ．

a．ERCPは禁忌である．
b．感染経路として上行感染が多い．
c．起因菌としてグラム陽性球菌が多い．
d．ショックはCharcotの3徴の1つである．
e．重症化にはエンドトキシンが関与している．

問題 59（2007年出題）

正しいのはどれか．2つ選べ．

a．胆汁酸の大部分は盲腸から上行結腸で再吸収される．
b．ウルソデオキシコール酸はヒトの主要な一次胆汁酸である．
c．胆汁酸は肝臓でコレステロールから生合成される．
d．閉塞性黄疸では血清胆汁酸値は上昇する．
e．1日の胆汁排泄量は約1ml/kgである．

解　説

▶問題 58

　急性胆管炎は，総胆管結石や腫瘍性病変等の種々の原因による胆汁のうっ滞に，細菌感染が加わって発症する．胆道内圧の上昇に伴い，胆汁中の細菌やエンドトキシンが肝静脈から大循環に流入し，急速に全身状態が悪化する．胆管閉塞が持続して胆管内に膿性胆汁が貯留すると急性閉塞性化膿性胆管炎（AOSC）となり，敗血症，播種性血管内凝固症候群，多臓器不全などへ進展する．

　起炎菌は *Escherichia coli, Krebsiella, Enterococcus, Enterobacter, Pseudomonas* などが多く，重症例では *Clostridium, Bacteroides* などの嫌気性菌の混合感染もみられる．感染経路として，上行（逆行性）感染が多い．症状は，上腹部痛，発熱，黄疸（Charcot 三徴）を呈し，重症化すると AOSC に至り，Reynolds 五徴（Charcot 三徴にショックと意識障害）を呈する．

　治療は，原則として胆道ドレナージ術の施行を前提として，絶食で十分な輸液を行い，胆汁移行性の高い抗生剤を投与する．急変する症例も多いので，呼吸循環のモニタリング下に全身状態の管理を心掛けることが大切である．中等症以上では，速やかに経乳頭的な内視鏡的胆管ドレナージや経皮的な経皮経肝胆管ドレナージを行う必要がある．軽症例でも，総胆管結石を有する場合や初期治療に反応しない場合には胆道ドレナージを行う．

　以上より正答は b と e である．

解答　b，e

▶問題 59

　胆汁酸は肝臓においてコレステロールが異化されて生成される．これを 1 次胆汁酸と呼び，ヒトではコール酸とケノデオキシコール酸が主要な 1 次胆汁酸である．

　胆汁酸は脂質やビリルビンとともに胆汁中に排泄される．1 日の胆汁排泄量は 500 ml 程度である．胆汁中に排泄された胆汁酸は十二指腸へ流入して，腸管内で脂質吸収に関わった後，遠位回腸〜回腸末端部でそのほとんどが再吸収される．再吸収された胆汁酸は門脈によって肝臓へ返還されて，再び胆汁排泄へと移動していく．この閉鎖回路を腸肝循環という．

　一方，胆道結石や膵・胆道腫瘍にて胆道閉塞が発生すると，肝臓からの胆汁排泄が停滞して主な胆汁成分である胆汁酸やビリルビンは血中へ逆流して閉塞性黄疸を惹起する．その際，血清胆汁酸値は明らかに上昇する．

　したがって，正解は c と d である．

解答　c，d

問題 60 (2007 年出題)

外瘻術が長期化した閉塞性黄疸患者に非経口投与するのはどれか．2 つ選べ．

a．ビタミン A
b．葉酸
c．ビタミン B_{12}
d．ビタミン C
e．ビタミン K

問題 61 (2007 年出題)

胆管細胞癌の画像所見として正しいのはどれか．2 つ選べ．

a．リンパ節腫大
b．胆管拡張
c．多血性腫瘍
d．隔壁形成
e．仮性嚢胞形成

解 説

問題60　　胆汁の外瘻が長期化したり，胆汁排泄が障害されると，脂溶性のビタミンが欠乏しやすい状態になる．

脂溶性ビタミンには，ビタミンA, D, E, Kがある．ビタミンKの欠乏は血液凝固障害を起こすので特に注意する必要がある．ビタミンAの欠乏は，眼球乾燥，皮膚の角化を起こす．ビタミンDの欠乏は骨軟化症を起こす．ビタミンEの欠乏は臨床的にはあまり問題とならない．葉酸，ビタミンB_{12}，ビタミンCは水溶性ビタミンである．

正しいのはa, eである．

解答　a，e

問題61　　胆管細胞癌は胆管の二次分枝およびその肝側の胆管上皮由来の悪性腫瘍を指し，肝内胆管癌ともいう．原発性肝癌の3～7%を占め，背景肝に肝硬変を認めないことが多い．危険因子としては，肝内結石，原発性硬化性胆管炎，肝吸虫症などが知られている．また，肝細胞癌ほど濃厚ではないが，C型肝炎との関連も報告されている．

胆管細胞癌はその形態から，腫瘤形成型，胆管浸潤型，胆管内発育型の3型に分類される．また，発生部位から末梢型と肝門部型に分けられる．胆管細胞癌は被膜形成を認めず，辺縁不整（腫瘤形成型）もしくは境界認識困難（胆管浸潤型）な病変として描出されることが多く，リンパ節転移，脈管浸潤，胆管浸潤，肝内転移，リンパ行性転移・血行性転移を高率に認める．超音波検査では境界不明瞭で不整形の低エコー領域として描出されることが多い．CTでは不整形ないし境界不明瞭な低濃度の腫瘍として描出され，肝細胞癌に比較して栄養動脈の発達に乏しいので造影効果は弱い．胆管浸潤型ではUS, CTともに腫瘍として描出困難なことも多い．胆管細胞癌では基本的に胆管の閉塞を来しやすいので，病変の末梢側の肝内胆管拡張を伴うことが多い．隔壁形成や仮性嚢胞形成はない．

よって，正しいのはa, bである．

解答　a，b

問題 62 (2008 年出題)

総胆管結石症と関連の深いのはどれか．

a．Lemmel 症候群
b．Mirizzi 症候群
c．Murphy 徴候
d．Courvoisier 徴候
e．Reynolds 徴候

解 説

問題 62

a．(×) Lemmel 症候群とは，十二指腸傍乳頭部憩室そのものによって機能的，機械的に黄疸や膵炎を惹起する症候群で，胆石症や胆嚢炎などは含まない．

b．(×) Mirizzi 症候群は胆嚢頸部や胆嚢管に嵌頓した結石が総胆管を圧迫し，直接あるいは炎症の波及により総胆管の狭窄症状がみられる場合をいう．

c．(×) 急性胆嚢炎の際に，右季肋部を圧迫しながら深呼吸をさせた際に，疼痛によって呼吸動作が途中で止まってしまう徴候を Murphy 徴候と呼ぶ．

d．(×) 下部胆管癌や膵癌などにより下部総胆管の閉塞が起こると無痛性に腫大した胆嚢を触知する場合があり，これを Courvoisier 徴候と呼ぶ．

e．(○) 総胆管結石が総胆管を閉塞し胆道感染を併発すると，急性閉塞性化膿性胆管炎となり，腹痛，発熱，黄疸，意識障害，ショックの Reynolds 徴候を呈し，重篤な病態に陥ることがある．

したがって，総胆管結石と関連が深いのは Reynolds 徴候である．

解答　e

F. 膵

問題 63 （2006 年出題）

31 歳の男性．毎日焼酎を 5 合飲酒していた．夜間，突然の上腹部痛が出現した．血液検査：白血球 22,000，CRP 3.0 mg/dl，T. Bil 0.9 mg/dl，AST 50 単位，ALT 48 単位，アミラーゼ 1,200 単位であった．CT を示す．
　まず行うべき治療はどれか．

a．十分な輸液投与
b．胆嚢摘出術
c．ドレナージ術
d．膵全摘術
e．胃チューブ挿入

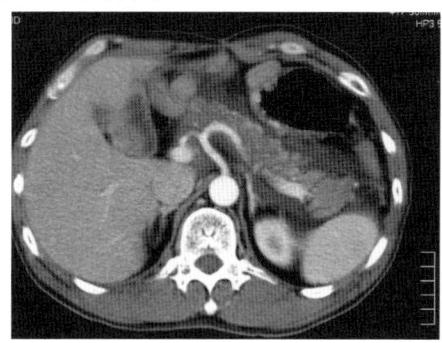

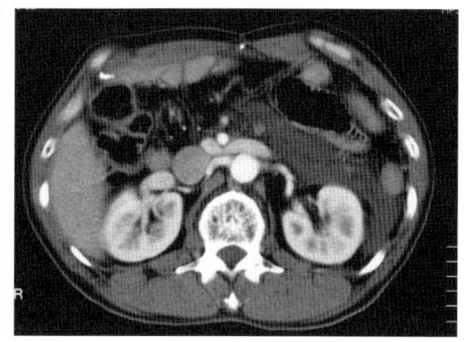

図

問題 64 （2007 年出題）

急性膵炎について正しいのはどれか．2 つ選べ．

a．男女ともアルコール性が最も多い．
b．重症度スコアから予後の予測が可能である．
c．膵壊死の検出には単純 CT が有用である．
d．膵壊死の範囲は致死率と相関する．
e．初期輸液量は生命予後を規定しない．

解 説

問題 63

　常習的なアルコール過飲患者に発症した突然の上腹部痛で，血液検査成績では炎症反応の亢進と高アミラーゼ血症を認める．腹部 CT 検査所見では，膵は軽度腫大を認め，膵周囲から前腎傍腔に fluid collection を認める．さらに，ガスで充満した横行結腸が脾彎曲部で途絶し，いわゆる colon cut-off sign の像を呈している．以上より，急性膵炎と診断される．

　急性膵炎では血管透過性の亢進や膠質浸透圧の低下により，細胞外液が膵周囲や後腹膜腔・腹腔内に滲出し大量の循環血漿が失われる．したがって，初期治療として十分量の補液を行い，循環動態を安定させることが肝要である．b の胆嚢摘出術は胆石性膵炎例での治療選択肢となりうるが，急性期に手術を行う必然性は乏しい．c，d の外科的治療は重症膵炎における膵実質壊死巣での感染合併例で試みられるべきもので，初期治療として不適である．また，e の胃チューブ挿入に関しては，臨床経過を改善するエビデンスはなく，腸閉塞合併例や嘔吐を伴う症例にとどめるべきである．

　以上より正解は a となる．

解答　a

問題 64

a．（×）2003 年に行われた急性膵炎全国調査の成因別頻度によると，男性ではアルコール性が 50.1％と 2 位の胆石性の約 3 倍であるのに対し，女性では圧倒的に胆石性膵炎の頻度が多い（37％）．この傾向は重症の急性膵炎でも同様である．

b．（○）2008 年に急性膵炎の重症度判定基準が改訂されたが，新旧スコアとも致死率との相関がみられ，重症度に応じた臨床経過のモニタリングと治療方針の決定に有用である．

c（×），d（○）．膵壊死の程度は急性膵炎の予後（致命率）と密接に関係しているが，その診断（浮腫性膵炎との鑑別）と範囲の評価は単純 CT では困難であり，造影 CT が必要である．

e．（×）急性膵炎早期におけるショックや重症化は初期の輸液量不足に起因することが多い．入院時に脱水があり（ヘマトクリット値＞35％），輸液後にも脱水の改善しない症例では致命率が高い．また，最重症例の死亡例では生存例に比べ有意に輸液量が少ないことが報告されている．

解答　b，d

問題 65 (2007年出題)

健診の腹部超音波検査にて，膵の異常を指摘され来院した．腹部 MRI 像を示す．この疾患について正しいのはどれか．

a．若年女性に多い．
b．アルコール性が最も多い．
c．組織学的に卵巣様間質を有する．
d．粘液を産生する．
e．予後不良である．

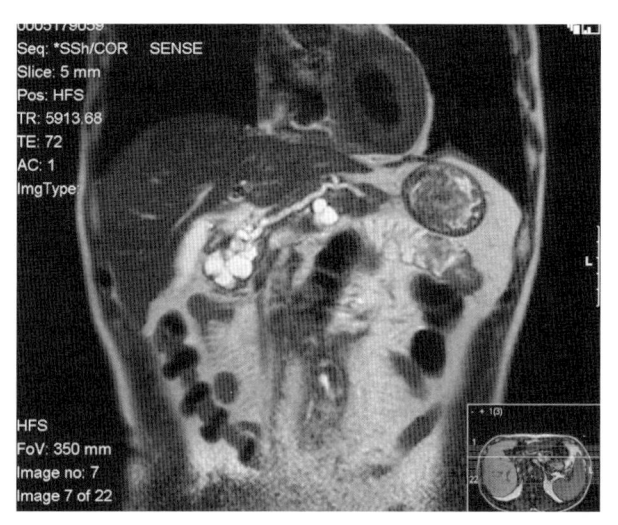

図

解 説

問題 65　MRI 像上，膵頭部に約 4 cm 大，体部に約 2 cm 大の多房性囊胞性病変と主膵管の軽度拡張を認め，膵管内乳頭粘液性腫瘍（IPMN）分枝型を第一に考える像である．

　IPMN は，高齢男性の膵頭部に好発し，多発例が多い．形態的には主膵管あるいは分枝膵管が拡張し，内部に粘液が存在する．腫瘍の主座により主膵管型，分枝型，混合型に分類される．2012 年国際ガイドラインでは，主膵管型は主膵管の拡張（>5 mm）があり，主膵管と連続する囊胞がないか，あっても 5 mm 以下のものであり，分枝型は主膵管との交通を有する囊胞（径>5 mm）を有し主膵管の拡張は 5 mm 以下にとどまる．混合型は主膵管型と分枝型の両方の基準を満たすものとされている．腫瘍の発生母地は膵管上皮であり，典型例では内視鏡で乳頭開口部の開大と粘液排出が観察される．それに対して粘液性囊胞腫瘍（MCN）は若年（閉経前）女性の膵尾部に好発し，単発例が多く，みかんの皮状（cyst in cyst）の囊胞で膵管との交通はほとんどの症例で見られない．組織学的に卵巣様間質を伴い，厚い皮膜を有する．

a．（×）高齢男性に多い．若年女性に多いのは，MCN である．
b．（×）アルコールとは関係ない．アルコールと関係するのは，膵炎に伴う膵仮性囊胞や貯留囊胞である．
c．（×）卵巣様間質を有しない．有するのは，MCN である．
d．（○）粘液産生が本疾患の特徴である．
e．（×）一般的に malignant potential を有するが，発育・進展が緩徐であり，比較的予後は良好である．

解答　d

問題 66 （2007 年出題）

49 歳の女性．人間ドックの腹部超音波像を示す．
この疾患について**誤っている**のはどれか．

a．女性に多い．
b．線維性被膜を有する．
c．腺癌はまれである．
d．膵尾部に好発する．
e．卵巣様間質を有する．

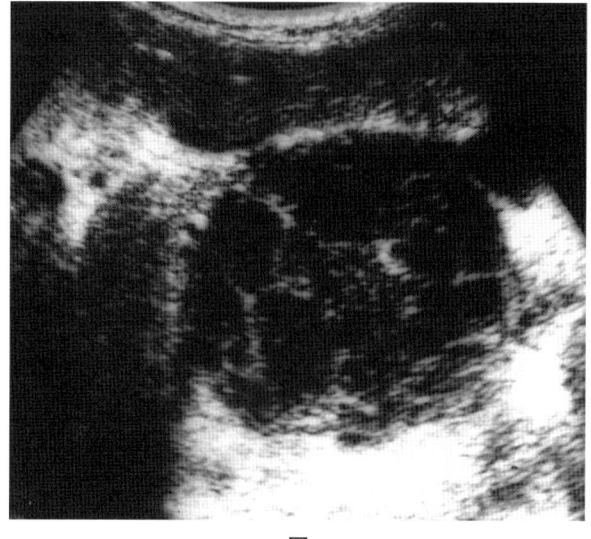

図

問題 67 （2007 年出題）

女性に多い膵疾患はどれか．2 つ選べ．

a．Solid-pseudopapillary tumor
b．膵管内乳頭粘液性腫瘍（IPMN）
c．通常型膵管癌
d．膵粘液囊胞性腫瘍（MCN）
e．自己免疫性膵炎

解　説

問題 66

膵尾部に大きな囊胞が描出されている．囊胞内部には隔壁エコーがみられ，多房性を呈している．これらは腫瘍性囊胞のエコー像と考えられる．

腫瘍性囊胞には囊胞腺腫と囊胞腺癌があり，さらに囊胞腺腫には漿液性と粘液性に分けられる．前者は囊胞内容が漿液性で囊胞径も2cm程度までのことが多いが，後者は粘液産生の旺盛な円柱上皮で覆われ，しばしば乳頭状増殖を伴い大型となる．これは囊胞腺癌への悪性転化によることが少なくない．

粘液を産生する膵の囊胞性腫瘍（MCN：mucinous cystic neoplasm）は1978年にCompagnoらによって報告されたが，膵管内乳頭粘液性腫瘍（IPMN：intraductal papillary mucinous neoplasm）との鑑別が必要である．MCNは中年女性の膵体尾部に好発する厚い線維性被膜をもつ球形の腫瘍である．組織学的には卵巣様間質を有することが特徴とされている．一方，IPMNは壮・高年の男性に多く，組織学的には被膜や卵巣様間質を認めない．

したがって，供覧画像をMCNのエコー像と考えれば，選択肢cの"腺癌はまれである"は誤りである．

解答　c

問題 67

a．(○) Solid-pseudopapillary tumor は膵外分泌腫瘍の0.2〜2.7％に見られる稀な腫瘍組織型で若い女性に好発する．日本膵臓学会膵癌登録（2001〜2004年）では，同腫瘍43例の56％が10〜39歳の女性であった．

b．(×) 日本膵臓学会による囊胞性膵腫瘍の全国多施設調査によると，膵管内乳頭粘液性腫瘍（IPMN）の男性例は女性例の約2倍（919：460例）であり，半数以上が膵頭部（57.4％）に見られる．

c．(×) 日本膵臓学会の膵癌登録（2001-2004年）における通常型膵管癌の男女比は1.55：1(n=2,617)であり，60歳代の男性に最も多い(全体の23％)．

d．(○) 膵粘液性囊胞性腫瘍（MCN）は全例（n=173）が女性であり，膵尾部に多い（46.2％）．

e．(×) 厚労省難治性膵疾患調査研究班の全国調査における自己免疫性膵炎の男女比は2.77：1（n=181）であり，60歳代の男性が全体の約1/3を占める．

このように通常型膵癌と自己免疫性膵炎の好発年齢と性別は類似しており，両者の鑑別を要する症例は多いと考えられる．

解答　a，d

問題 68 （2008 年出題）

膵管内乳頭粘液性腫瘍（IPMN）について正しいのはどれか．

a．主膵管型の約 20％が悪性である．
b．外科的切除は膵体尾部切除が多い．
c．多発することは稀である．
d．切除された分枝型 IPMN の 80％が悪性である．
e．分枝型の手術適応は腫瘍径と隆起性病変により決定する．

解説

問題 68

a．(×) 2012 年に発表された国際ガイドラインでは，過去の報告論文の解析で，主膵管型の 35.7〜100%（平均 62.2%）に悪性が認められ，43.6% が浸潤癌であった．一方，分枝型では 6.3〜46.5%（平均 24.4%）に悪性が認められ，16.6% が浸潤癌であったと報告されている．我が国の全国調査（1992 年から 2001 年の症例）では，主膵管型の 65%，混合型の 60%，分枝型の 29% に腺癌を認めている．

b．(×) 体尾部切除例は，主膵管型で 15〜20%，分枝型で 30% 前後に過ぎず，手術対象の多くが膵頭部病変である．

c．(×) 分枝型はしばしば多発する．

d．(×) a 参照．

e．(○) 分枝型の年間悪性化率は 2〜3% であり，手術適応は未だ議論中であるが，2012 年発表の国際診療ガイドラインでは，(A) 閉塞性黄疸を伴うものあるいは囊胞内に造影効果のある結節が存在する場合，(B) ⅰ) 膵炎を伴う，ⅱ) 囊胞径が 3 cm 以上，ⅲ) 囊胞壁の肥厚を認めるか造影効果のあるもの，ⅳ) 主膵管径が 5〜9 mm のもの（これは本来混合型である），ⅴ) 造影効果のない壁在結節，ⅵ) 膵萎縮を伴う主膵管の急峻な径の変化，これら ⅰ)〜ⅵ) のうちいずれかがあり，さらに EUS で①壁在結節，②主膵管への腫瘍の進展，③細胞診で suspicious あるいは悪性細胞を認める，のいずれかがある場合に，患者の年齢や状態を考慮して決定するとされている．よって，本設問の「腫瘍径と隆起病変により決定する」という表現は解釈の仕方によっては (×) と思われるが，腫瘍径と隆起病変により手術決定する場合もあるのでこれを正解とする．

解答　e

日本消化器病学会
専門医資格認定試験問題・
解答と解説 第6集

定価（本体 3,600 円＋税）

2013 年 3 月 1 日	第1版第1刷発行
2014 年 10 月 3 日	第2刷発行
2018 年 4 月 1 日	第3刷発行
2020 年 7 月 30 日	第4刷発行

編　集　日本消化器病学会（にほんしょうかきびょうがっかい）

発行者　福村　直樹

発行所　金原出版株式会社

〒 113-0034 東京都文京区湯島 2-31-14

電話　編集　（03）3811-7162
　　　営業　（03）3811-7184
FAX　　　　（03）3813-0288　　　　Ⓒ 2013
振替口座　00120-4-151494　　　　検印省略
http://www.kanehara-shuppan.co.jp/　　Printed in Japan

ISBN 978-4-307-10158-5　　印刷・製本：三報社印刷

JCOPY ＜出版者著作権管理機構　委託出版物＞

本書の無断複製は著作権法上での例外を除き禁じられています。複製される場合は、そのつど事前に、出版者著作権管理機構（電話 03-5244-5088, FAX 03-5244-5089, e-mail : info@jcopy.or.jp）の許諾を得てください。

小社は捺印または貼付紙をもって定価を変更致しません。
乱丁，落丁のものはお買上げ書店または小社にてお取り替えいたします。

日本消化器病学会専門医試験の受験に必携の1冊！
基礎知識のブラッシュアップにも好適!!

日本消化器病学会認定医 資格認定試験問題・解答と解説 第1集
日本消化器病学会 編
◆B5判 180頁 13図 原色3図　◆定価（本体4,500円+税）　ISBN978-4-307-10097-7

日本消化器病学会認定医 資格認定試験問題・解答と解説 第2集
日本消化器病学会 編
◆B5判 160頁 22図 原色11図　◆定価（本体4,200円+税）　ISBN978-4-307-10101-1

日本消化器病学会専門医 資格認定試験問題・解答と解説 第3集
日本消化器病学会 編
◆B5判 162頁 37図 原色8図　◆定価（本体4,200円+税）　ISBN978-4-307-10114-1

日本消化器病学会専門医 資格認定試験問題・解答と解説 第4集
日本消化器病学会 編
◆B5判 152頁 24図 原色12図　◆定価（本体4,000円+税）　ISBN978-4-307-10133-2

日本消化器病学会専門医 資格認定試験問題・解答と解説 第5集
日本消化器病学会 編
◆B5判 124頁 30図 原色14図　◆定価（本体3,800円+税）　ISBN978-4-307-10144-8

日本消化器病学会専門医 資格認定試験問題・解答と解説 第6集
日本消化器病学会 編
◆B5判 120頁 25図 原色10図　◆定価（本体3,600円+税）　ISBN978-4-307-10158-5

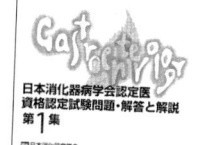

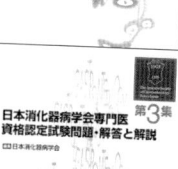

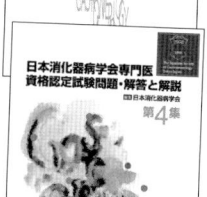

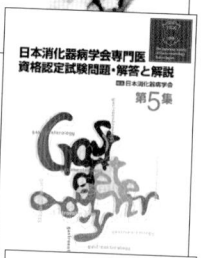

金原出版　〒113-0034 東京都文京区湯島2-31-14　TEL03-3811-7184（営業部直通）FAX03-3813-0288
本の詳細、ご注文等はこちらから　https://www.kanehara-shuppan.co.jp/

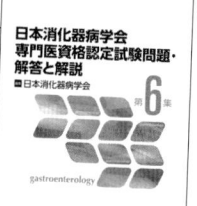

日本消化器病学会専門医資格認定試験問題・解答と解説 第7集

専門医試験問題を90問収載。問題演習を積み重ねて試験に臨もう!

編集 日本消化器病学会

日本消化器病学会の専門医試験問題とその解説を90問収載。同学会の専門医受験を目指す医師の受験勉強をサポートします。

本書は1998年に『日本消化器病学会認定医資格認定試験問題・解答と解説 第1集』として刊行されて以来、2003年から『日本消化器病学会専門医資格認定試験問題・解答と解説 第3集』と改称し、今回『第7集』が刊行されました。さらに問題演習を積み重ねたい方には、バックナンバーでの勉強もお薦めです。

- A 食道 問題 1〜問題 9
- B 胃 問題10〜問題31
- C 腸 問題32〜問題49
- D 肝 問題50〜問題69
- E 胆 問題70〜問題79
- F 膵 問題80〜問題90

解答用紙・解答一覧

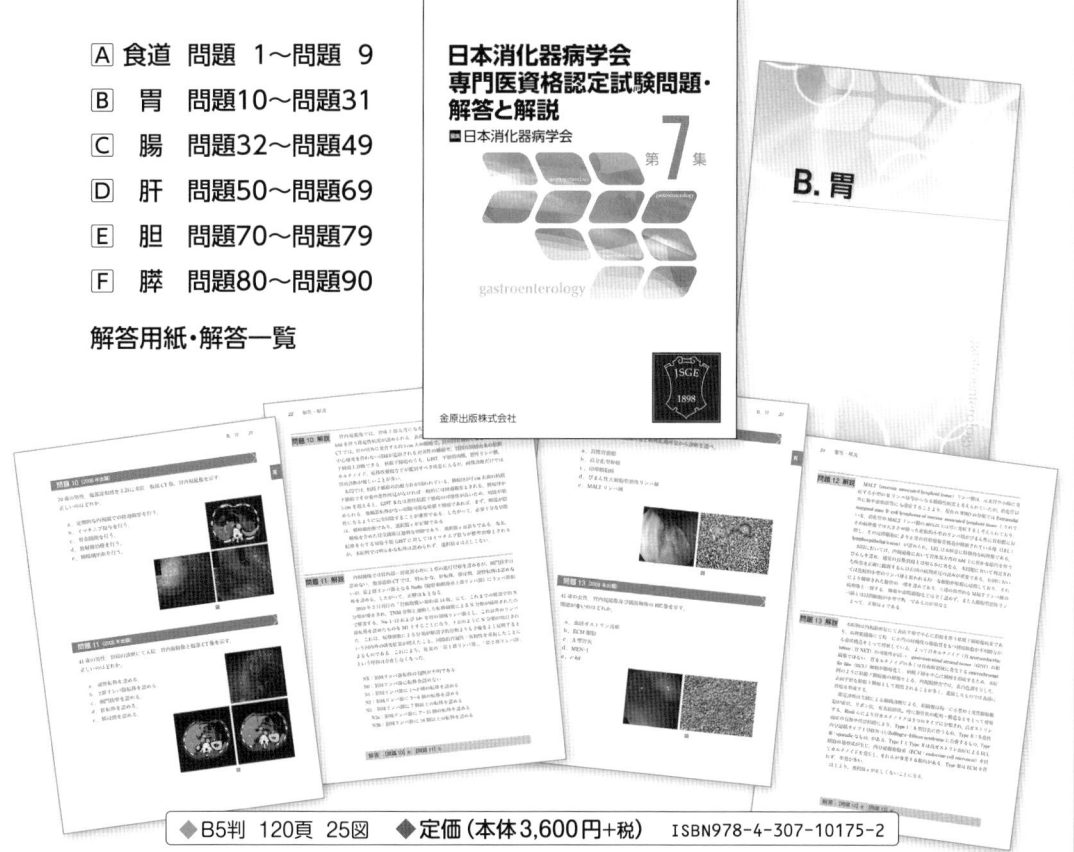

◆B5判 120頁 25図 ◆定価(本体3,600円+税) ISBN978-4-307-10175-2

金原出版 〒113-0034 東京都文京区湯島2-31-14 TEL03-3811-7184(営業部直通) FAX03-3813-0288
本の詳細、ご注文等はこちらから https://www.kanehara-shuppan.co.jp/

2017·10

専門医試験問題とその解説を収載。
問題演習を積み重ねて試験に臨もう！

日本消化器病学会専門医資格認定試験問題・解答と解説 第8集

日本消化器病学会 編

日本消化器病学会の専門医試験問題とその解説を58問分収載。同会の専門医資格取得を目指す医師の受験勉強をサポートします。本書は1998年に『日本消化器病学会認定医資格認定試験問題・解答と解説 第1集』として刊行されて以来、2003年から『日本消化器病学会専門医資格認定試験問題・解答と解説 第3集』と改称し、今回『第8集』が刊行されました。バックナンバーでさらに問題演習を積み重ねることもおすすめです。

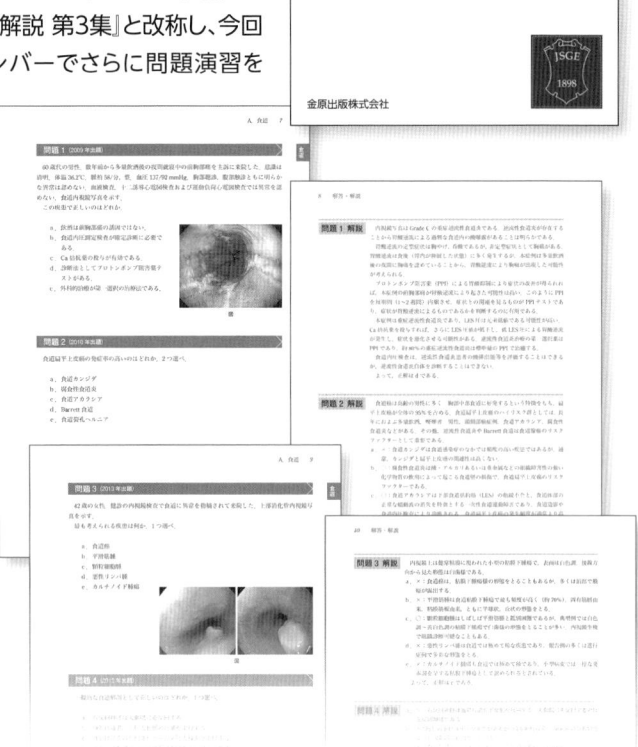

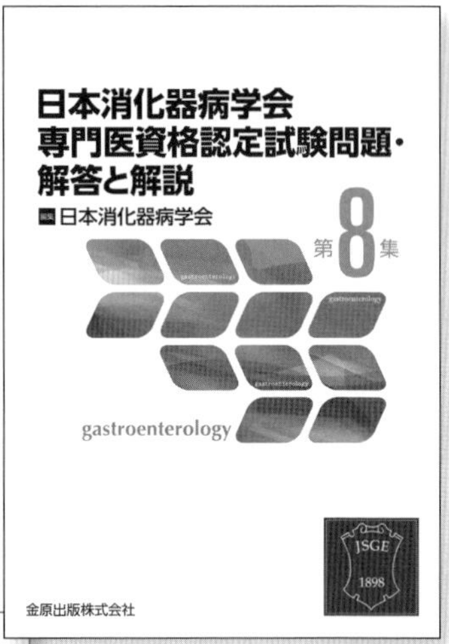

A.食道	問題 1〜9
B.胃	問題 10〜18
C.腸	問題 19〜31
D.肝	問題 32〜45
E.胆	問題 46〜49
F.膵	問題 50〜57
G.その他	問題 58

解答用紙・解答一覧

読者対象 消化器内科医、消化器外科医

◆B5判 88頁　◆定価（本体3,500円+税）　ISBN978-4-307-10188-2

金原出版　〒113-0034 東京都文京区湯島2-31-14　TEL03-3811-7184（営業部直通）FAX03-3813-0288
本の詳細、ご注文等はこちらから　https://www.kanehara-shuppan.co.jp/